Low Carb mit Intervallfasten

So zündest Du den Abnehm Turbo

Sarah-Anna Schmidt

D.K.Publishing

Auflage

2019

Inhaltsverzeichnis

Über die Autorin

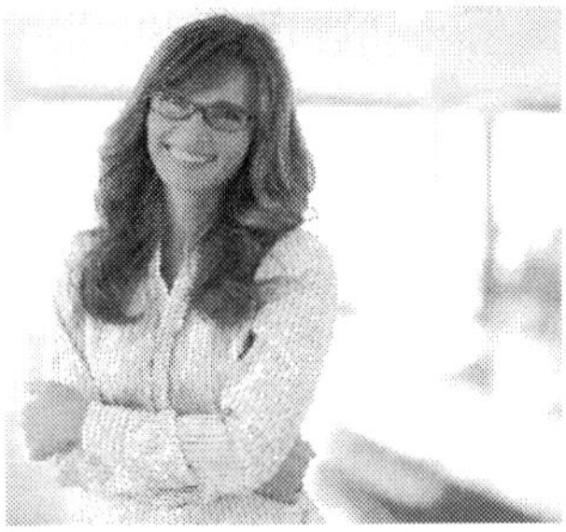

Frau Sarah-Anna Schmidt, Jahrgang 1976, geboren und aufgewachsen in Berlin, ist gelernte Erzieherin und studierte Heilpädagogin.

Sie hat sich schon früh in ihrem Leben mit gesunder Ernährung beschäftigt, wodurch sie zahlreiche Erfahrungen gesammelt – und sich umfangreiches Wissen angeeignet hat.

Sarah-Anna Schmidt spricht fließend Englisch und Niederländisch und engagiert sich seit über 10 Jahren für die Welthungerhilfe.

Vor etwa 15 Jahren befasste sie sich zum ersten Mal mit dem Thema Kohlenhydrate und der Minimierung von Kohlenhydraten bei der Ernährung sowie der Low-Carb-Diät. Sie erzielte damit bei sich und in ihrem Umfeld zahlreiche Erfolge und beschloss, dieses Wissen auch der Öffentlichkeit zugänglich zu machen. Durch ihre vielen Reisen auf verschiedene Kontinente unserer Welt und die Kommunikation mit Menschen aus unterschiedlichen Kulturkreisen und deren Essgewohnheiten spezialisierte sie sich auf den Bereich des Fastens, insbesondere des Heilfastens.

Frau Sarah-Anna Schmidt ist auf internationaler Ebene eine wichtige Beraterin für viele Menschen, die sich mehr Wissen über gesunde Ernährung wünschen und sich mit dem Thema Low Carb und Intervalldiät beschäftigen.

Einführung

Eine Low Carb Ernährung ist frei von Kohlenhydraten, welche vor allem in zuckerhaltigen Lebensmitteln, Pasta und Brot zu finden sind. Stattdessen wird Vollwertkost einschließlich natürlicher Proteine, Fette und Gemüse gegessen. Studien zeigen, dass Low Carb Ernährung zu Gewichtsabnahme und verbesserten Gesundheitsmerkmalen führen. Diese Form der Ernährung ist seit Jahrzehnten weitverbreitet und wird von vielen Ärzten empfohlen.

Positive Effekte für Deine Gesundheit

Einige Leute behaupten, dass Low-Carb Ernährung den Cholesterinspiegel erhöht und aufgrund ihres hohen Fettgehalts Herzerkrankungen verursachen kann. In den meisten wissenschaftlichen Studien erweisen sich jedoch kohlenhydratarme Diäten als gesund und nützlich. Eine kohlenhydratarme Ernährung verursacht nicht nur mehr Gewichtsverlust, sondern führt auch zu einer erheblichen Verbesserung der meisten Risikofaktoren für Herzerkrankungen – einschließlich Cholesterin.

Hier sind einige gesundheitliche Vorteile einer Low Carb Ernährung:

Reduzierung Deines Appetits

Hunger ist in der Regel die schlimmste Nebenwirkung einer Diät. Es ist einer der Hauptgründe, warum sich viele Menschen unglücklich fühlen und schließlich aufgeben. Allerdings führt der kohlenhydratarme Verzehr zu einer automatischen Appetitreduktion. Studien zeigen durchgehend, dass Menschen, die Kohlenhydrate reduzieren und mehr Protein und Fett essen, am Ende weitaus weniger Kalorien zu sich nehmen.

Mehr Gewichtsverlust

Das Weglassen von Kohlenhydraten ist eine der einfachsten und effektivsten Möglichkeiten, Gewicht zu verlieren. Studien zeigen, dass Menschen mit kohlenhydratarmer Ernährung schneller und mehr Gewicht verlieren als mit fettarmer Ernährung – auch wenn letztere aktiv Kalorien abbauen. Dies liegt daran, dass kohlenhydratarme Diäten dazu dienen, überschüssiges Wasser aus dem Körper zu entfernen, den Insulinspiegel zu senken und zu einer schnellen Gewichtsabnahme in den ersten ein bis zwei Wochen führen. In Studien, die kohlenhydratarme und fettarme Diäten vergleichen, verlieren Menschen, die ihre Kohlenhydrate einschränken, manchmal 2–3 mal so viel Gewicht – ohne Hunger zu haben.

Fettabbau am Bauch

Nicht jedes Fett in Deinem Körper ist gleich. Wo Fett gelagert wird, bestimmt, wie es sich auf Deine Gesundheit und Dein Krankheitsrisiko auswirkt. Die beiden Haupttypen sind subkutanes Fett, das unter der Haut liegt, und viszerales Fett, das sich in der Bauchhöhle ansammelt und für die meisten übergewichtigen Männer typisch ist. Viszerales Fett neigt dazu, sich um Deine Organe zu legen. Überschüssiges viszerales Fett ist mit Entzündungen und Insulinresistenz verbunden – und kann die heute im Westen so häufige Stoffwechselstörung auslösen. Low Carb Diäten sind sehr effektiv bei der Reduzierung dieses schädlichen Bauchfetts.

Erhöhter Gehalt an HDL-Cholesterin

Hochdichtes Lipoprotein (HDL) wird oft als gutes Cholesterin bezeichnet. Je höher Dein HDL-Wert im Vergleich zu "schlechtem" LDL ist, desto geringer ist Dein Risiko für Herzerkrankungen. Eine der besten Möglichkeiten, den "guten" HDL-Spiegel zu erhöhen, ist der Verzehr von Fett – und eine kohlenhydratarme Ernährung beinhaltet viel Fett.

Daher ist es nicht verwunderlich, dass der HDL-Spiegel bei gesunden, kohlenhydratarmen Diäten drastisch ansteigt, während er bei fettarmen Diäten tendenziell nur moderat ansteigt oder sogar sinkt.

Reduzierter Blutzucker- und Insulinspiegel

Kohlenhydratarme Ernährung kann auch besonders hilfreich für Menschen mit Diabetes und Insulinresistenz sein, von denen Millionen von Menschen weltweit betroffen sind. Studien belegen, dass das Weglassen von Kohlenhydraten sowohl den Blutzucker- als auch den Insulinspiegel drastisch senkt.

Kann den Blutdruck senken

Erhöhter Blutdruck oder Bluthochdruck ist ein wesentlicher Risikofaktor für viele Krankheiten, einschließlich Herzerkrankungen, Schlaganfall und Nierenversagen. Kohlenhydratarme Diäten sind ein wirksames Mittel zur Senkung des Blutdrucks, das Dein Risiko für diese Krankheiten verringern und Dir helfen sollte, länger zu leben.

Welche Lebensmittel gehören in eine Low Carb Ernährung

- *Fleisch*: Rind, Schwein, Lamm, Wild, Geflügel
- *Fisch und Meeresfrüchte:* Fettige Fische wie Lachs, Makrele, Sardinen oder Hering
- *Eier:* Gekocht, gebraten, gerührt, Omeletts

- *Gemüse:* Blumenkohl, Brokkoli, Kohl und Rosenkohl, Grünkohl, Kohl, Bok Choi, Spinat, Spargel, Zucchini, Aubergine, Oliven, Spinat, Pilze, Gurken, Avocado, Zwiebeln, Paprika, Tomaten, Salat
- *Molkereiprodukte:* Butter, Sahne, Sauerrahm, griechisch-türkischer Joghurt und fettreicher Käse

Intervallfasten

Vorwort

Eine Low Carb Ernährung ist frei von Kohlenhydraten, welche vor allem in zuckerhaltigen Lebensmitteln, Pasta und Brot zu finden sind. Stattdessen isst man Vollwertkost, einschließlich natürlicher Proteine, Fette und Gemüse. Studien zeigen, dass Low Carb Ernährung zu Gewichtsabnahme und verbesserten Gesundheitsmerkmalen führen. Diese Form der Ernährung ist seit Jahrzehnten weitverbreitet und wird von vielen Ärzten empfohlen.

Kennst Du das? Du stehst auf der Waage. Puh – die Zahl, die diese anzeigt, gefällt Dir ganz und gar nicht. Doch Du hast keine Zeit, darüber nachzudenken. Du bist ohnehin spät dran und musst zur Arbeit. Den ganzen Tag über hetzt Du von einem Termin zum nächsten. Als Du abends nach Hause kommst, bist Du todmüde. Anstatt zu kochen, verkrümelst Du Dich mit einer Tiefkühlpizza aufs Sofa, bevor das ganze Spiel morgen von Neuem beginnt.

So oder so ähnlich sieht der Alltag vieler Menschen aus. Doch ist es das, was Du Dir wünschst? Oder möchtest Du ...

... abnehmen, ohne Kalorien zählen zu müssen?

... Dich gesünder ernähren?

... Deiner Gesundheit etwas Gutes tun?

... besser schlafen?

... bei der Arbeit konzentrierter und fokussierter sein?

... Dich leichter und befreiter fühlen?

Dann ist dieses Buch das Richtige für Dich.

All das und noch viel mehr kann Intervallfasten Dir bieten. Und das Beste: Es kostet Dich keine Zeit! Intervallfasten kann Dir zu einem gesünderen Lebensstil verhelfen, ohne dass Du stundenlang Nährwertangaben büffeln müsstest. Es lässt sich ohne viel Aufwand in Deinen Alltag integrieren. Obwohl es unglaublich einfach ist, kann es sehr große Wirkungen haben.

Kennst Du diese Menschen, die sich scheinbar mühelos gesund ernähren? Sie scheinen nie auch nur einen einzigen Gedanken an ihre Ernährung zu verschwenden. Sie essen gesund, sind fit und sehen großartig aus. Sie stecken voller Energie.

Stell Dir vor, es würde Dir auch so leichtfallen, Dich gesund zu ernähren. Dein Gewicht zu halten oder sogar abzunehmen. Du würdest Dich fitter und wohler in Deiner Haut fühlen. Ohne darüber nachzudenken, würdest Du zur Paprika, anstatt zur Tüte Chips greifen. Stell Dir vor, Du würdest nicht ständig mit den Gedanken bei der nächsten Mahlzeit sein. Wie viel konzentrierter könntest Du sein? Wie viel angenehmer würde Dein Leben sein?

„Morgens wie ein Kaiser, mittags wie ein König, abends wie ein Bettler“ – diesen Spruch kennen wir wohl alle. Doch was ist dran? Viele Menschen zwingen sich dazu, zu frühstücken, obwohl sie gar keinen echten Hunger haben. Aber brauchst Du wirklich ein großes Frühstück, um einen klaren Kopf zu haben? Musst Du, um abzunehmen, möglichst viele kleine Mahlzeiten essen?

Dieses Buch beantwortet Dir all Deine Fragen rund ums Intervallfasten und hilft Dir, einen wichtigen Schritt hin zu einer gesünderen Lebensweise zu machen.

Erfahre auf den folgenden Seiten, was Intervallfasten überhaupt bedeutet, welche Methoden es gibt und welche die richtige für Dich ist. Du lernst, wie sich das Fasten auf Deinen Körper auswirkt und wie es Dir dabei helfen kann, Deine Ziele zu erreichen.

Außerdem erwarten Dich praktische Antworten auf mögliche Stolpersteine aus Deinem Alltag und Tipps, wie Du das Intervallfasten dauerhaft in Dein Leben integrieren kannst.

Zu guter Letzt findest Du außerdem inspirierende, gesunde Rezepte, bei denen Dir das Wasser im Mund zusammenläuft und Du das Ende Deiner Fastenzeit kaum abwarten können wirst.

Bist Du bereit, Dich endlich besser und gesünder zu fühlen? Dann ließ jetzt weiter.

Was ist Fasten?

Fasten im Allgemeinen

Im Tierreich ist es völlig normal, wenn eine gewisse Zeit lang keine Nahrung zur Verfügung steht. Auch für uns Menschen war es die meiste Zeit unserer Entwicklungsgeschichte über alltäglich, dass die Verfügbarkeit unserer Nahrungsmittel jahreszeitlichen Schwankungen unterlag. Und selbst heute kennen viele Menschen aus anderen Kulturkreisen noch echten Hunger, bedingt bspw. durch ihre Lebensweise (wie bei Naturvölkern der Fall) oder auch durch Krieg und Naturkatastrophen.

Erst im Laufe des letzten Jahrhunderts veränderte die Industrialisierung die Ernährung unseres westlichen Kulturkreises grundlegend. An die Stelle von natürlicher Knappheit trat ein Überangebot von Nahrung. Essen steht uns nun im Überfluss bereit.

Doch nicht nur die Menge unserer Nahrung hat sich verändert, sondern auch die Nahrung selbst. Was einst in mühevoller Handarbeit selbst gebackenes Brot war, lässt sich heute bequem abgepackt im Supermarkt um die Ecke kaufen. Früher aßen wir hauptsächlich Kartoffeln, Gemüse und Hülsenfrüchte, Fleisch war etwas Besonderes. Heute besteht unser Speiseplan aus Fast Food, Süßigkeiten und verarbeiteten Fleisch- und Wurstwaren.

So schnell sich unsere Lebensweise grundsätzlich verändert hat, so wenig hat sich unser Körper auf die neue Situation eingestellt. Unser Körper denkt nach wie vor im Steinzeit-Rhythmus. Er glaubt, ab und an eine Pause vom Essen einlegen zu müssen. Dafür legt er Fettreserven an. Er speichert Energie für schlechte Zeiten. Doch die schlechten Zeiten kommen nicht. Stattdessen schaufeln wir ohne Unterlass immer mehr Energie in uns hinein.

Fasten setzt an diesem Punkt an. Es geht darum, Deinem Körper die natürliche Pause zu gönnen, auf die er sich vorbereitet hat und die er erwartet. Dein Stoffwechsel stellt sich auf Fettverbrennung und Energiezufuhr von innen statt von außen um.

Abgrenzung zum Hungern

Die Ärztegesellschaft für Heilfasten und Ernährung e. V. definiert Fasten als freiwilligen Verzicht auf feste Nahrung und Genussmittel über einen begrenzten Zeitraum.

Wenn Du richtig fastest, hast Du keinen Hunger. Du kannst weiterhin Leistung bringen (gemeint ist z. B. Deine Leistung im Job. Einen Marathon solltest Du nicht unbedingt während einer Fastenperiode laufen).

Fasten ist eine ganzheitliche Erfahrung. Wenn Du Dich dazu entscheidest, zu fasten, triffst Du diese Entscheidung aus freien Stücken und kannst jederzeit abbrechen, wenn Du möchtest. Du bist in der Regel ausreichend ernährt und nicht untergewichtig.

Menschen, die Hunger leiden, haben diese Möglichkeit nicht. Sie wollen diesen Zustand nicht und haben auch keinen Einfluss darauf, wie lange sie nicht essen können. Oft geht Hunger außerdem mit anderen stressvollen Situationen, wie Umweltkatastrophen oder Krieg, einher. Der psychische Zustand eines Fastenden und eines Hungernden unterscheidet sich grundsätzlich. Dieser wiederum hat aber großen Einfluss auf das Wohlbefinden und auch auf die körperlichen Abläufe während der Nahrungskarenz.

Das Mindset des Nahrungsverzichts ist auch der entscheidende Unterschied zur Magersucht (Anorexia nervosa). Bei dieser handelt es sich um eine Erkrankung, bei der die Betroffenen zwar ebenfalls auf Nahrung verzichten, aber die Beweggründe sind gänzlich unterschiedlich. Bei Magersucht dreht sich für den/die Betroffene/n alles um die Gewichtsreduktion, ungeachtet der gesundheitlichen Risiken. Ursache ist ein gestörtes Selbstbild. Anorexia nervosa muss therapeutisch behandelt werden.

Intervallfasten als Sonderform des Fastens

Das klassische Heilfasten umfasst normalerweise einen Zeitraum von zwei bis vier Wochen. Beim Intervallfasten hingegen wechseln sich Phasen des Nahrungsverzichts und normaler Ernährung ab. Eine Fastenperiode dauert dabei maximal 24 Stunden.

Grundsätzlich gibt es drei Methoden des Intervallfasten: das 16:8-Fasten, das 5:2-Fasten und das Alternate Day Fasting.

16:8-Fasten

Das 16:8-Fasten ist die wahrscheinlich bekannteste Methode. Dabei umfasst der Zeitraum des Fastens 16 Stunden, in den acht verbleibenden Stunden darfst Du essen.

Das Schöne an dieser Methode ist, dass ein Großteil der Fastenzeit einfach verschlafen wird. Dann lässt Du einfach das Frühstück oder Abendessen ausfallen. Für viele Menschen ist das ganz gut in den Alltag integrierbar.

Du isst also z. B. abends bis spätestens 20 Uhr Abendessen und am nächsten Tag erst wieder zum Mittag um 12 Uhr. Et voilà, schon hast Du 16 Stunden gefastet.

Üblicherweise isst Du bei dieser Methode zwei größere Hauptmahlzeiten und ggf. einen kleinen Snack.

Anfänger können auch erst einmal mit 14:10 Stunden anfangen, um ein Gefühl für das Fasten zu bekommen. Fortgeschrittene dehnen die Fastenperiode teilweise sogar auf 18:6 oder 20:4 Stunden aus.

5:2-Fasten

Bei dieser Form des Intervallfastens fastest Du ganze Tage. 5:2 meint, dass Du an fünf Tagen der Woche normal isst und an zwei Tagen komplett fastest. An deinen Fastentagen darfst Du maximal 500 kcal (Frauen) bzw. 600 kcal (Männer) zu Dir nehmen. Die Fastentage sollten dabei nicht direkt aufeinanderfolgen, sondern immer von Tagen normalen Essens getrennt sein.

Diese Form des Intervallfastens ist wunderbar flexibel. Steht z. B. ein Geschäftsessen an, kannst Du deinen Fastentag ganz einfach auf den nächsten Tag verlegen, ohne dass es zu irgendwelchen unangenehmen Situationen kommt.

Die meisten Studien, die bisher zum Intervallfasten beim Menschen durchgeführt wurden, nutzten diese Methode.

Eine andere Variante wäre das 6:1-Prinzip, also sechs Tage normal essen, einen Tag fasten. So kannst Du erst einmal ausprobieren, wie Du damit zurechtkommst, einen kompletten Tag zu nichts zu essen.

Alternate Day Fasting

Das Alternate Day Fasting ist hingegen erst für Dich geeignet, wenn Du schon etwas Erfahrung mit dem Fasten gesammelt hast und Dich damit wohlfühlst.

Der Name ist Programm: Auf einen Tag normalen Essens folgt ein Fastentag, dann wieder ein Tag normalen Essens, dann wieder ein Fastentag und immer so weiter.

Diese Methode solltest Du nur über einen begrenzten Zeitraum hinweg anwenden, z. B. zwei Wochen lang. Sie ist nicht dafür geeignet, endlos ohne Pause durchgeführt zu werden.

Checkliste: Welche Methode ist die richtige für Dich?

Du fragst Dich nun, welche Methode für Dich die geeignetere ist? Um Dich erstmals zu orientieren, solltest Du Dir Gedanken darüber machen, wie Deine Lebenssituation überhaupt aussieht, was Du brauchst, was Du Dir wünschst und was zu deinem Alltag passt. Dabei können Dir diese Beispielfragen eine Hilfe sein:

- Bist Du erwachsen? Bist Du schwanger oder stillst Du? Bist Du körperlich und psychisch gesund?
- Hast Du schon mal gefastet?
- Wie sehen Deine bisherige Ernährung und die Frequenz Deiner Mahlzeiten aus?
- Was möchtest Du durch das Fasten erreichen? Möchtest Du Dich gesünder und fitter fühlen? Oder möchtest Du gezielt abnehmen?
- Hast Du einen geregelten Alltag? Verlaufen Deine Tage nach derselben Routine? Oder sieht jeder Deiner Tage anders aus als der vorherige?
- Stehen bei Dir regelmäßig Geschäftsessen auf dem Programm? Tägliches Mittagessen mit deinen Kollegen? Jeden Sonntag Brunch mit der Familie?
- Gehst Du körperlich schwerer Arbeit nach?
- Musst Du häufig unterwegs essen?
- Kannst Du Dir vorstellen jeden Tag eine Mahlzeit komplett zu streichen?
- Kannst Du Dir vorstellen, an einem oder an zwei ganzen Tagen in der Woche gar nichts zu essen?

- Bist Du eher der Typ, der sich jeden Tag ein bisschen kontrolliert? Oder bist Du mehr der Alles-oder-nichts-Typ und kommst besser damit zurecht, an manchen Tagen gar nichts zu essen und dafür an anderen Tagen nicht so sehr darüber nachdenken zu müssen?
- Was ist mit deinen sozialen Aktivitäten vereinbar?
- Wie sieht Deine Workout-Routine aus?

Und? Hast Du nun einen besseren Überblick, was zu Dir und deinem Leben passen könnte?

Probiere doch einfach eine Methode aus. Vielleicht stellst Du fest, dass diese Form des Fastens (im Moment) nicht so gut für Dich funktioniert. Du kannst dann entweder versuchen, Dich langsamer an das Fasten heranzutasten oder Du versuchst es direkt mit einem anderen Fastenrhythmus. Steck nur nicht gleich den Kopf in den Sand, sollte es nicht auf Anhieb so funktionieren, wie Du es Dir vorgestellt hast.

Denk daran: Nur weil Du Dich jetzt für eine Methode entscheidest, musst Du nicht bis in alle Ewigkeit bei dieser Methode bleiben. Du kannst das Fasten jederzeit flexibel an Deine Leben anpassen.

Normalerweise fastest Du nach der 16:8-Methode, aber gestern Abend hast Du bei der Geburtstagsparty Deines Kollegen etwas zu viel vom Buffet genascht? Dann baue einfach einen ganzen Fastentag ein. Du fährst in den Urlaub und möchtest ungern ganze Tage fasten? Dann schau, was vor Ort gerade für Dich passt.

Die Hauptsache ist, dass das Fasten zu Dir und deinem Leben passt. Es geht nicht darum, eine Methode perfekt zu befolgen. Es geht darum, womit Du auf Dauer glücklich bist.

Wozu Intervallfasten?

Gesundheitliche Auswirkungen

In Versuchen mit Ratten und Mäusen hatte das Intervallfasten bemerkenswerte Auswirkungen auf die Gesundheit der Tiere:

- Die Nager konnten ihr Gewicht halten, auch wenn sie die Fastenzeiten teilweise so sehr durch Vollstopfen kompensierten, dass sie sogar mehr Kalorien zu sich nahmen als die Kontrollgruppe.
- Abhängig vom Genotyp und Alter der Mäuse lebten die fastenden Tiere deutlich länger als ihre Artgenossen.
- Das Wachstum von Tumoren war bei den diätisch ernährten Tieren reduziert.
- Nach einer schweren Operation am Herzen überlebten bedeutend mehr der fastenden Tiere.
- Die Symptome von Diabetes konnten durch das Fasten reduziert werden.
- Auch in Bezug auf die Entwicklung von Alzheimer erging es den periodisch fastenden Tieren besser als ihren normal ernährten Artgenossen.

Diese Ergebnisse lassen sich jedoch nicht einfach vollständig auf den Menschen übertragen. Die Kontrollgruppe der Tierversuche hatte meist unbegrenzten Zugang zu Nahrung und so gut wie keine Bewegung – dass dies ein ungesunder Lebensstil ist, sollte klar sein.

Dennoch vermuten einige Wissenschaftler auch für gesunde, normalgewichtige Menschen gesundheitliche Vorteile durch den periodischen Verzicht auf Nahrung. Es bedarf hier allerdings noch weiterer Forschung.

Zwar mag sich die Wissenschaft noch nicht ganz einig über die Vorteile des Fastens sein. Doch die unzähligen positiven Erfahrungsberichte derer, die es bereits ausprobiert haben, sprechen für sich. Und ihre Aussage ist deutlich: Intervallfasten ist gut für Deine Gesundheit, Deine Fitness, Deine Figur und Dein gesamtes Wohlbefinden!

Autophagie

Du trennst ganz umweltbewusst deinen Müll? Du achtest darauf; nichts zu verschwenden, und versuchst möglichst viel wiederzuverwenden? Super! Aber hättest Du gedacht, dass Deine Körper genau das auch macht?

Das Recycling-Programm Deines Körpers wird als Autophagie bezeichnet. Du kannst es Dir in etwa so vorstellen: Dein Körper frisst Zellen, die er nicht benötigt, einfach auf. Er zerlegt sie in ihre Bestandteile und verwertet diese dann wieder, um aus ihnen etwas anderes bauen zu können. Klingt kannibalistisch, ist aber völlig normal und gesund, ja, sogar lebensnotwendig.

Dieser Prozess hält Deine Zellen jung und eliminiert geschädigte Zellen. Quasi ein integriertes Selbstmord-Programm Deiner Zellen, um ein größeres System, deinen Körper, am Laufen zu halten. Unter anderem deshalb ist die Autophagie auch Gegenstand der Krebsforschung.

Autophagie ist zwar kontinuierlich aktiv, aber insbesondere stressige Situationen stellen einen zusätzlichen Boost dar. Schwerwiegende Zellschädigungen oder eine verminderte Nährstoffzufuhr, wie beim Fasten, aktivieren die Autophagie.

Genau das ist der Grund, weshalb viele Forscher der Ansicht sind, dass häufigere, über den Tag verteilte, Mahlzeiten, die zelluläre Müllabfuhr ausbremsen.

Wenn Du in Intervallen fastest, machst Du Dir das zunutze. Die längere Pause zwischen deinen Mahlzeiten gibt deinem Körper Zeit, sich zu regenerieren. Die volle Wirkung entfaltet sich dabei ab einem fastenden Zeitfenster von mindestens 14 Stunden.

Abgesehen vom Fasten, kannst Du die Autophagie Deiner Zellen auch mit folgenden Mitteln ankurbeln:

- durch ein chronisches, leichtes Kaloriendefizit
- durch Sport
- durch bestimmte Lebensmittel, wie bspw. Kaffee

Bekommt Deine Körper die Gelegenheit, regelmäßig aufzuräumen und Müll zu beseitigen, kann das unter Umständen ein längeres, gesünderes Leben begünstigen.

Insulin

Nimmst Du eine Mahlzeit zu Dir, schüttet Deine Körper Insulin aus. Insulin ist ein Hormon, das anabole (aufbauende) Eigenschaften hat. Es reguliert u. a. deinen Blutzuckerspiegel, indem es Glukose (Zuckermoleküle) aus deinem Blut in die Zellen transportiert. Gleichzeitig verhindert es den Abbau von Energiereserven. Es macht Dir also einen Strich durch die Rechnung, wenn Deine Körper Energie aus vorhandenem Fett gewinnen soll.

Sieht Deine Ernährung nun so aus wie die des Großteils der westlichen Bevölkerung, dann isst Du häufig kleinere Mahlzeiten, greifst dabei vermehrt zu isolierten Kohlenhydraten und bewegst Dich im Alltag nur wenig. Die Energiereserven in deinen Muskeln (Glykogenspeicher) sind bis zum Rand gefüllt, werden aber nicht geleert. Nun schaufelst Du aber immer wieder neue Energie nach. Deinem Körper bleibt gar nichts anderes übrig, als diese für schlechte Zeiten in Form von Körperfett abzuspeichern.

Ein weiterer Nachteil: Die meisten Menschen werden, dadurch, dass ihr Körper stets und ständig Insulin ausschüttet, mit der Zeit immer unsensibler gegenüber Insulin und ihre Bauchspeicheldrüse muss immer größere Mengen des Hormons bereitstellen, um dieselbe Wirkung zu erzielen.

Hast Du hingegen gefastet, ist Deine Blutzucker auf einem sehr niedrigen Niveau, sodass Deine Körper sehr sensibel auf Insulin reagiert. Deine Insulinsensitivität nimmt zu. Langfristig wirkt sich das positiv auf Deine Gesundheit aus und hilft Dir beim Abnehmen. Denn weniger Insulin in deinem Blut macht es deinem Körper leichter, Fett zu verbrennen.

Abnehmen mit Intervallfasten

Natürlich kann Dir Intervallfasten auch beim Abnehmen eine große Hilfe sein. Lässt Du bspw. einfach das Frühstück ausfallen, spart das einige Kalorien. Vorausgesetzt, Du kompensierst die Fastenzeit nicht während Deines Zeitfensters zum Essen. Stopfst Du Dich hingegen während Deiner Essenszeit getreu dem Motto „Ich darf ja“ voll, kann es sogar passieren, dass Du deinen Energiebedarf überschreitest.

Willst Du durchs Intervallfasten abnehmen, solltest Du daher außerhalb Deiner Fastenzeiten weitestgehend normal essen. Klar dürfen die Portionen vielleicht ein kleines bisschen größer ausfallen oder Du kannst Dir einen kleinen Pudding zum Dessert gönnen. „Oder“ meint aber „entweder oder“!

Wenn Du Dir nicht sicher bist, was deinen Energiebedarf oder den Energiegehalt Deiner Speisen angeht, tracke eine Zeit lang Deine Ernährung. Heutzutage gibt es kostenlose Apps, die Du einfach nur mit deinen Daten und deinen Mahlzeiten füttern musst. Den Rest erledigt die App. Stundenlanges Rechnen kannst Du Dir sparen.

Auch diese Art und Weise, ein Ernährungstagebuch zu führen, ist gut geeignet, um Dir einen Überblick über Deine Energiebilanz oder die Makronährstoffverteilung Deines Speiseplans zu verschaffen. Mit der Zeit entwickelst Du so ein Gefühl für die richtigen Mengen der richtigen Lebensmittel.

Auswirkungen auf die Psyche

Fasten macht glücklich. Wirklich! Schon kurzzeitiges Fasten kann Deine Stimmung heben. Es ist interessant, welche Auswirkungen unsere Nahrung auf unser psychisches Wohlbefinden hat.

Kennst Du das? Du fühlst Dich niedergeschlagen und verspürst das Verlangen nach Süßem wie Schokolade oder Eiscreme. Süßes zu essen bedeutet, Kohlenhydrate zu essen. Die bewirken wiederum, dass Deine Körper Insulin ausschüttet. Insulin wird aber nicht nur für den Kohlenhydrat-Stoffwechsel benötigt, sondern spielt ebenso bei der Verwertung von Proteinen aus der Nahrung eine Rolle.

Proteine bestehen aus sogenannten Aminosäuren. Einige von ihnen sind essenziell, d. h. Deine Körper kann sie nicht selbst bilden und Du musst sie mit Deiner Nahrung von außen zuführen. Eine dieser essenziellen Aminosäuren ist das Tryptophan. Nimmst Du mehr Kohlenhydrate zu Dir, schüttet Deine Körper mehr Insulin aus, was wiederum die Aufnahme von Tryptophan aus der Nahrung steigert. Klingt zwar erst mal nicht schlecht, aber Du hast ja gerade gelernt, dass Du den Insulinspiegel in deinem Blut eher senken statt erhöhen möchtest.

Nun konnte nachgewiesen werden, dass Deine Körper das Tryptophan ebenfalls besser aufnehmen kann, wenn Du ab und zu aufs Essen verzichtest. Womöglich könnte das an der erhöhten Insulinsensitivität durch das Fasten liegen.

So oder so, mit mehr Tryptophan in deinem Blut und damit auch in deinem Gehirn kann Deine Körper nun mehr Serotonin aus diesem bauen. Serotonin ist eines derjenigen Hormone, die für Glücksgefühle verantwortlich sind. Die Folge: Du wirst glücklicher.

Fasten in der Praxis

Grundsätze des Fastens

Im Grunde ist es ganz einfach: Während der Fastenzeiten isst Du nichts. Du nimmst keine Kalorien zu Dir. Ein großer Vorteil des Intervallfastens ist die relativ kurze Fastenperiode; dadurch musst Du z. B. nicht zusätzlich Mikronährstoffe supplementieren. Auch Deine Leistungsfähigkeit nimmt erst ab 72 Stunden Fastenzeit ab. Du brauchst nur darauf zu achten, keine Kalorien zu Dir zu nehmen. Im Klartext musst Du wissen, dass ...

... Du ausreichend trinken musst. Erlaubt sind ungesüßte, kalorienfreie Getränke. Das heißt, Du trinkst in erster Linie Wasser, aber auch ungesüßten Tee und schwarzen Kaffee.

... Du Supplemente (z. B. Vitamin B12, Vitamin D o. a.) idealerweise während Deiner Essenszeiten einnehmen solltest.

... Du vom Arzt verordnete Medikamente weiterhin nach Anweisung einnehmen solltest.

... Bewegung gegen Hunger hilft und den Stoffwechsel zusätzlich ankurbelt. Geh nach draußen an die frische Luft und mach einen Spaziergang!

... Fasten nur ein Baustein einer gesunden Lebensweise ist. Idealerweise besteht das Gesamtpaket aus einem aktiven Lebensstil, gesunder Lebensmittelauswahl, Fasten und Entspannung.

Intervallfasten flexibel ist. Niemand schreibt Dir vor, dass Du bei der 16:8-Methode das Frühstück ausfallen lassen musst. Du kannst die Zeiten so legen, wie es für Dich passt, z. B.

kannst Du auch von 8 bis 16 Uhr essen, wenn das für Dich besser funktioniert.

Wie fängst Du am besten an?

Nichts einfacher als das! Du willst intermittierend fasten? Dann fang einfach an. Du musst Dich nicht tagelang darauf vorbereiten oder gar erst einen Einlauf bekommen, wie es beim klassischen Heilfasten der Fall ist. Du kannst prinzipiell einfach loslegen.

Nichtsdestotrotz ist ein gelungener Start aber entscheidend dafür, ob Du am Ball bleibst oder die Idee des Fastens schon nach ein paar Tagen wieder verwirfst. Gerade, wenn Du bisher häufig und den ganzen Tag lang gegessen hast, kann es anfangs eine große Herausforderung sein, beispielsweise bis zum Mittag auf die erste Mahlzeit zu warten.

Dein Körper ist es ja gewohnt, ständig neue Energie von außen zu bekommen. Wenn Du daran nun etwas änderst, signalisiert er Dir natürlich „Hey, hast Du etwa vergessen zu essen? Ich warte!“. Das heißt aber noch lange nicht, dass Deine Körper nicht noch einige Stunden ohne Nahrung auskäme. Er muss sich nur umstellen.

Diese Signale Deines Körpers können zum Beispiel Kopfschmerzen, Übelkeit und Unkonzentriertheit sein. Dies bessert sich aber normalerweise nach wenigen Tagen.

Sind Dir 16 Stunden trotzdem erst einmal zu viel, taste Dich langsam an dieses Zeitfenster heran. Fang mit 14 Stunden oder auch nur mit 12 Stunden an. Wenn Du im Moment morgens erstmals um 8 Uhr und abends das letzte Mal um 22 Uhr isst, kannst Du in kleinen Schritten die nächtliche Essenspause ausbauen. Du isst erst um 9 Uhr Frühstück, abends nach 21 Uhr nichts mehr, dann zögerst Du das Frühstück auf 10 Uhr vormittags hinaus usw. Ehe Du Dich versiehst, schaffst Du es locker, 16 Stunden zu fasten.

Du möchtest gerne nach der 5:2-Methode fasten, so ein ganzer Tag ist Dir aber noch zu viel? Geh es langsam an. Schieb die erste Mahlzeit an dem Tag, an dem Du gerne fasten würdest, so weit wie möglich nach hinten. So kommst Du 24 Stunden Fastenzeit immer näher und irgendwann schaffst Du es vielleicht sogar, einen kompletten Tag aufs Essen zu verzichten.

Du machst Dir den Anfang deutlich leichter, wenn Du nicht zu viel auf einmal veränderst. Du isst bisher eher ungesund, häufig Fertiggerichte und öfter mal etwas Süßes, und das quasi von morgens bis abends? Du willst nun sowohl Deine Ernährung auf vollwertige und gesunde Kost umstellen als auch gleichzeitig mit dem Fasten beginnen? Das ist sehr lobenswert! Dennoch ist es vermutlich etwas zu viel auf einmal und die Wahrscheinlichkeit, dass Du dranbleibst, sinkt. Fahr einen Gang runter und mach eins nach dem anderen. Lass morgen erst einmal das Frühstück ausfallen. Sobald Du damit gut zurechtkommst, greifst Du nach und nach zu gesünderen Lebensmitteln.

Setz die Veränderungen in deinem eigenen Tempo um. Nur weil Deine Kollege XY schon nach einer Woche problemlos 20 Stunden am Tag fasten kann (oder das zumindest behauptet), musst Du das noch lange nicht können. Intervallfasten ist kein Wettbewerb. Geh so schnell, wie es sich für Dich gut anfühlt. Es gibt keine Regeln, wann Du was erreicht haben musst. Hör auf Dich und deinen Körper.

Und noch eins: Lenk Dich ab. Wenn Du rumsitzt, auf die Uhr starrst und darauf wartest, endlich essen zu dürfen, machst Du es Dir nur unnötig schwer. Beschäftige Dich und bring Dich auf andere Gedanken. Nutze die Gelegenheit, mal nicht ans Essen denken zu müssen. Viele Leute, die fasten, sagen, ihre Fastenzeit sei ihre produktivste Zeit des Tages. Nutz das.

Wer nicht fasten sollte

Trotz der möglichen gesundheitlichen Vorteile des (intermittierenden) Fastens solltest Du unter gewissen Umständen nicht fasten. Du solltest darauf verzichten, wenn Du einer der folgenden Gruppen angehörst:

- Kinder und Jugendliche im Wachstum
- Schwangere oder Stillende
- Diabetiker oder anderweitig gesundheitlich Eingeschränkte
- Psychisch vorbelastete Menschen.

Sollte eines dieser Kriterien auf Dich zutreffen, solltest Du das Fasten in jedem Fall mit deinem Arzt absprechen und ggf. von diesem begleiten lassen.

Fasten für Berufstätige

Der berufliche Alltag ist oftmals mit Stress und Hektik verbunden. Wer dennoch z. B. abnehmen möchte, steht vor einer großen Hürde. Diverse Diäten versprechen zwar schnelle Erfolge, doch die mühsam runtergehungerten Kilos sind dank Jo-Jo-Effekt meist genauso schnell wieder auf den Hüften wie sie runter waren, in nicht wenigen Fällen sogar noch mehr als zuvor.

Im Grunde ist es ganz simpel: Wenn Du abnehmen willst, musst Du mehr Energie verbrauchen, als Du zuführst.Soweit die Theorie. In der Praxis ist diese unscheinbare Formel aber gar nicht so problemlos umzusetzen.

Es ist durchaus sinnvoll, zumindest eine Zeit lang die eigene Ernährung zu tracken und ganz klassisch Kalorien zu zählen. Mit diversen kostenlosen Apps ist das heute so einfach wie nie zuvor.

Und trotzdem: Nach jeder Mahlzeit musst Du Dir die Zeit nehmen, Deine Daten in die App einzugeben. Insbesondere am Anfang kann das doch etwas Zeit in Anspruch nehmen. Je nachdem, wie genau Du es angehen willst, solltest Du Deine Essen im Idealfall sogar abwiegen.

Diese Methode kann zwar sehr erfolgreich sein und hat auch einige weitere Vorteile, z. B. kannst Du dabei eine Menge über Deine Ernährung lernen. Aber wenn Du ohnehin schon wenig Zeit hast und Dir vielleicht nur schnell auf dem Weg zur Arbeit beim Bäcker Deine Frühstück to go holst, dann ist diese Methode wahrscheinlich einfach nichts für Dich. Du hast schlicht nicht die Zeit dafür.

Intervallfasten kann in einer solchen Situation eine Lösung sein. Angenommen Du fastest nach der 16:8-Methode und lässt einfach das Frühstück ausfallen. Dann sparst Du auf diese Weise, je nachdem, wie Deine Frühstück sonst ausgesehen hatte, schon mal 300 bis 500 kcal ein. Wenn Du dann beim Mittag- und Abendessen bei normalen Portionen bleibst, erreichst Du ohne aufwendiges Kalorienzählen ein ideales Kaloriendefizit, um in einem gesunden Tempo abzunehmen.

Nicht nur das: Wenn Du Dir die Zeit für ein hastiges Frühstück in-die-so sparst, hast Du vielleicht beim Mittag- und Abendessen etwas mehr Zeit und kannst Deine Mahlzeiten bewusster und achtsamer genießen. Win-win-Situation.

Natürlich ist es grundsätzlich zu empfehlen, auf eine gesunde Lebensmittelauswahl zu achten. Viele Menschen, die mit dem Fasten begonnen haben, berichten, dass sie durch das Fasten von ganz allein zu gesünderen Lebensmitteln greifen. Sie müssen nicht mehr darauf achten oder sich dazu zwingen, dem Apfel gegenüber der Schokolade den Vorzug zu gewähren. Sie machen es einfach und das, weil sie es wollen, und nicht, weil sie das Gefühl haben, sie müssten es. Das ist doch das, was wir uns alle wünschen, nicht wahr?

Meal Prep

Wenn Du zwar regelmäßig fastest, Dich dann aber außerhalb der Fastenperioden mit Pizza und Burger vollstopfst, bringt das zwar immer noch gesundheitliche Vorteile gegenüber vielen kleinen Mahlzeiten mit sich. Nun, so ganz zielführend ist das dann aber trotzdem nicht.

Unterwegs oder auf der Arbeit ist gesunde Ernährung aber gar nicht so einfach umzusetzen. Nicht jeder will jeden Tag zum Mittag einen grünen Salat essen. Leider beschränkt sich die gesunde Auswahl des Imbisses um die Ecke aber meist auf ebendiesen.

Meal Prep ist der schicke neue Begriff dafür, dass Du Dir Deine Essen zu Hause vorbereitest und dann mit zur Arbeit nimmst. Deine Möglichkeiten beschränken sich dabei nicht nur auf Vollkornstullen. Wenn Du abends kochst, bereite einfach etwas mehr zu, sodass Du am nächsten Tag noch etwas mitnehmen kannst.

Du hast unter der Woche gar keine Zeit? Du kannst auch am Wochenende größere Mengen für die ganze Woche vorkochen. Das spart jede Menge Zeit, denn Du musst nur ein einziges Mal kochen und alles wieder saubermachen. Dadurch hast Du die ganze Woche über den Kopf frei für anderes. Du brauchst allerdings ein paar Dosen und etwas Platz im Kühlschrank.

Auf diese Weise kannst Du jeden Tag gesunde Gerichte genießen, ohne täglich stundenlang in der Küche stehen zu müssen.

Fasten und die Arbeit in Schichten

Musst Du in wechselnden Schichten arbeiten, stellt das eine besondere Schwierigkeit für Dich und deinen Körper dar. Dein Biorhythmus ist an Tag und Nacht angepasst. Wenn es nachts dunkel wird, fährt Deine Stoffwechsel herunter, egal, ob Du arbeiten musst oder gemütlich daheim im Bett schlummerst.

Bei der Planung Deiner Mahlzeiten solltest Du daher trotz der Schichtarbeit Tag und Nacht berücksichtigen, um deinen Körper nicht zusätzlich zu belasten.

Fasten kannst Du trotzdem. Hast Du eine Schicht über einen längeren Zeitraum hinweg und kann sich Deine Körper so an die außergewöhnlichen Zeiten gewöhnen? 16:8-Fasten kann für Dich funktionieren. Pass das Zeitfenster des Fastens einfach an Deine Arbeitszeiten an.

Musst Du hingegen in sehr unregelmäßigen Schichten arbeiten, die vielleicht sogar alle paar Tage wechseln, passt für Dich womöglich die 5:2-Methode besser. Dann kannst Du an deinen Arbeitstagen normal essen und fastest, wenn Du frei hast.

Fasten und Sport

Auch wenn Du fastest, kannst Du Sport machen. Es ist sogar sehr sinnvoll, beides miteinander zu kombinieren. Einerseits unterstützt Bewegung das Fasten selbst. Gegen Hunger hilft ein Spaziergang. Leichte Bewegung während Deiner Fastenzeit kurbelt die Fettverbrennung zusätzlich an.

Andererseits unterstützt das Fasten umgekehrt auch Deine sportliche Leistungsfähigkeit. Du fühlst Dich durch das Fasten fitter. Auch wenn Du Muskeln aufbauen willst, ist das Fasten hilfreich. Fasten fördert die Bildung von Wachstumshormonen und unterstützt so den Muskelaufbau. Idealerweise planst Du Deine Workout vor der ersten Mahlzeit oder während Deiner Essenszeit, damit Du deinen Körper nach dem Training mit Nährstoffen und Energie versorgen kannst.

Fastest Du im wöchentlichen Rhythmus (5:2-Methode) oder sogar jeden zweiten Tag, ist leichte Bewegung auch an deinen Fastentagen erlaubt und sogar wünschenswert.

Schweißtreibende Workouts planst Du aber lieber für die Tage, an denen Du isst.

Wenn mal etwas schiefgeht

Setz Dich nicht unter Druck. 16 Stunden zu fasten schaffst Du einfach noch nicht? Kein Problem. Dann fang mit 14 Stunden an. Eigentlich wolltest Du heute deinen Fastentag einlegen, aber Deine Magen knurrt schon beim Aufstehen? Dann verschieb ihn auf morgen.

Intervallfasten ist flexibel. Du kannst es deinem Leben anpassen, nicht umgekehrt. Wenn es mal nicht passt, dann passt es einfach nicht. Es soll Dir durch das Fasten besser gehen, es soll keine zusätzliche Belastung werden.

Manchmal haben wir einfach Phasen, in denen wir hungriger sind als sonst. Frauen haben zum Beispiel während bestimmter Phasen ihres Zyklus mehr oder weniger Hunger als sonst.

Aber auch der männliche Nahrungsbedarf kann natürlich Schwankungen unterliegen. Hast Du zum Beispiel das ganze Wochenende deinen Garten umgegraben und verbringst den Tag normalerweise sitzend im Büro, dann wirst Du auch mehr essen wollen. Dein Körper braucht dann auch mehr Nahrung.

Lerne auf deinen Körper und die Signale, die er Dir sendet, zu hören. So kannst Du am besten feststellen, was Dir im Moment guttut und was Du gerade brauchst.

Frühstück

Tapas

4 Portionen

Zutaten:

100 g Cheddar-Käse

200 g Prosciutto

200 g Chorizo

½ Tasse Mayonnaise

100 g Gurke

50 g rote Paprika

Zubereitung:

1. Chorizo, Prosciutto, Käse und Gemüse in Streifen oder Würfel schneiden.
2. Auf einem Teller in kleine Portionen anrichten

Guten Appetit!

Frühstücks Sandwich ohne Brot

2 Portionen

Zutaten:

2 Esslöffel Butter

4 Eier

Salz und Pfeffer

25 g geräucherter Schinken

50 g Cheddarkäse in Scheiben

Zubereitung:

1. Butter in eine große Pfanne geben und bei mittlerer Hitze verrühren. Die Eier dazugeben und auf beiden Seiten leicht anbraten. Nach Belieben mit Salz und Pfeffer abschmecken.
2. Verwende ein Spiegelei als Basis für jedes "Sandwich". Lege die Schinkenscheiben als Nächstes auf jeden Stapel und füge dann den Käse hinzu. Beende jeden Stapel mit einem Spiegelei. In der Pfanne bei schwacher Hitze stehen lassen, wenn der Käse schmelzen soll.

Guten Appetit!

Spinat-Rührei

2 Portionen

Zutaten:

4 große Eier

2 Esslöffel Schlagsahne

2 Esslöffel Butter

100g frischer Babyspinat

1 Knoblauchzehe, gehackt

Salz und gemahlener schwarzer Pfeffer

¼ Tasse Schafskäse, zerbröckelt

100g Speck

Zubereitung:

1. In einer mittleren Schüssel die Eier und die Sahne mischen.
2. Eine große Pfanne bei mittlerer Hitze erhitzen und die Butter dazugeben. Sobald die Butter geschmolzen ist, Spinat und Knoblauch unterrühren und kochen lassen, bis der Spinat verwelkt ist. Mit Salz und Pfeffer bestreuen.
3. Die Eiermasse in die Pfanne gießen und fest werden lassen.
4. Die Pfanne vom Herd nehmen und mit Fetakäse bestreuen und servieren.

Guten Appetit!

Frühstücksauflauf

4 Portionen

Zutaten:

½ Lauch

1/3 Tasse grüne Oliven

12 Eier

1 Tasse schwere Schlagsahne

200g geriebener Käse

1 Teelöffel Zwiebelpulver

75g Kirschtomaten

25g Parmesankäse

Salz und Pfeffer

Zubereitung:

1. Erwärme den Ofen auf 200 °C
2. Den Lauch abspülen und in dünne Scheiben schneiden. Zusammen mit den entkernten Oliven in eine gefettete Auflaufform geben.
3. Eier, Sahne, die größere Menge geriebenen Käse und Zwiebelpulver in eine mittelgroße Schüssel geben. Mischen und mit Salz und Pfeffer würzen.
4. Die Eimasse über die Oliven und den Lauch gießen. Tomaten und Parmesankäse dazugeben.
5. Im Ofen 30-40 Minuten oder goldbraun backen.

Guten Appetit!

Frühstückspizza

4 Portionen

Zutaten:

Für den Boden

½ Schale Proteinpulver

½ Teelöffel Backpulver

½ Teelöffel granulierter Knoblauch

½ Teelöffel Salz

Italienische Würze

75 g geriebener Parmesankäse

75 g Mozzarella-Käse

50 g Frischkäse

4 Esslöffel Olivenöl

1 Ei

Für den Belag

100 g Frischkäse

4 Esslöffel ungesüßte Tomatensoße

2 Rühreier

200 g frische italienische Wurst

½ Tasse gehackter Speck

200 g geriebener Cheddar-Käse

Zubereitung:

1. Erwärme den Ofen auf 190 °C
2. Alle Zutaten für den Boden in einer großen Rührschüssel vermengen.
3. Auslegen eines Backblechs mit Pergamentpapier. Verwende einen Holzlöffel oder Spachtel, um den Teig zu einer Pizza zu formen.
4. Den Boden 9 bis 12 Minuten goldbraun backen.
5. Entferne die Kruste aus dem Ofen, decke sie mit Deinen Lieblingspizzabelägen ab
6. oder
7. Zutaten auf den Boden legen und nochmal für 5 Minuten in den Ofen.

Guten Appetit!

Auberginen Traum

4 Portionen

Zutaten:

1 Zwiebel, fein gehackt

2 Esslöffel Olivenöl

Käse, in kleine Würfel geschnitten

2 Auberginen, gewürfelt

Salz und Pfeffer

4 Eier

2 Esslöffel Butter

Zubereitung:

1. Die Zwiebel in Öl bei mittlerer Hitze weich braten.
2. Käse und Aubergine hinzufügen und braten, bis alles goldbraun ist. Nach Belieben mit Salz und Pfeffer abschmecken.
3. Die Eier in einer anderen Pfanne so braten, wie Du es wünschst.

Guten Appetit!

Salat Sandwich

2 Portionen

Zutaten:

100 g Salat

25 g Butter

25 g Edamer Käse

1 Avocado

2 Kirschtomaten

Zubereitung:

1. Den Salat gründlich abspülen und als Grundlage für die Beläge verwenden.
2. Butter auf die Salatblätter streichen und Käse, Avocado und Tomate in Scheiben schneiden und darauf verteilen.

Guten Appetit!

Eier und Speck

4 Portionen

Zutaten:

8 Eier

125 g Speck, in Scheiben geschnitten

Kirschtomaten

frische Petersilie

Zubereitung:

1. Den Speck in einer Pfanne bei mittlerer Hitze knusprig braten. Auf einem Teller beiseitelegen.
2. In der gleichen Pfanne die Eier braten.
3. Die Kirschtomaten halbieren und gleichzeitig braten.
4. Nach Belieben mit Salz und Pfeffer abschmecken.

Guten Appetit!

Caprese Omelett

2 Portionen

Zutaten:

6 Eier

Salz und Pfeffer

1 Esslöffel gehacktes frisches Basilikum oder getrocknetes Basilikum

2 Esslöffel Olivenöl

75g Kirschtomaten in Hälften geschnitten

125 g frischer Mozzarella-Käse, gewürfelt oder geschnitten

Zubereitung:

1. Die Eier in eine Rührschüssel geben, mit Salz und schwarzem Pfeffer nach Belieben würzen.
2. Basilikum zugeben und umrühren.
3. Öl in einer großen Pfanne erhitzen. Die Tomaten einige Minuten braten.
4. Den Eierteig auf die Tomaten gießen. Warte, bis der Teig leicht fest ist, bevor Du den Mozzarella-Käse hinzufügst.
5. Die Hitze reduzieren und das Omelett aushärten lassen. Sofort servieren und genießen!

Guten Appetit!

Avocado mit Lachs

2 Portionen

Zutaten:

2 Avocados

125g geräucherter Lachs

¾ Tasse Crème fraîche

Salz und Pfeffer

2 Esslöffel Zitronensaft

Zubereitung:

1. Avocados halbieren, den Kern entfernen und von der Schale lösen.
2. Eine Portion Crème fraîche oder Mayonnaise in die Vertiefung der Avocado geben und mit Räucherlachs belegen.
3. Mit Salz und Zitronensaft abschmecken, um einen zusätzlichen Geschmack zu erhalten.

Guten Appetit!

Süßkartoffel-Toast mit selbst gemachtem Feigen-Kakao-Aufstrich und frischen Beeren

Die gesunde Alternative zum weißen Toastbrot mit zuckerhaltigem Nuss-Nougat-Aufstrich.

Zubereitungszeit:

10 min

Zutaten:

70 g Feigen

300 g Süßkartoffeln

1 TL Kakaopulver (stark entölt und ungesüßt)

1 EL gemahlene Haselnüsse

1 Prise Zimt

1 TL Apfeldicksaft, Agavendicksaft und andere flüssige Süße

100 g Himbeeren, Blaubeeren oder andere Beeren

Zubereitung:

1. Zuerst übergießt Du die Feigen mit heißem Wasser und lässt sie mindestens 30 Minuten einweichen. Anschließend gießt Du das Wasser ab und pürierst die Früchte mit einem Mixer.
2. Als Nächstes schälst Du die Süßkartoffel. Dann schneidest Du sie in Scheiben, die Du im vorgeheizten Backofen bei 200 °C Ober- und Unterhitze (180 °C Umluft) etwa 8 bis 10 Minuten backst.
3. In der Zwischenzeit röstest Du vorsichtig die Nüsse in einer heißen Pfanne, bei mittlerer Hitze etwa 3 bis 4

Minuten. Lass sie dann noch ein paar Minuten abkühlen, bevor Du weiter machst.

4. Die etwas abgekühlten Nüsse vermischst Du mit dem Kakaopulver und dem Zimt. Dann rührst Du die das Feigenpüree und das flüssige Süßungsmittel Deiner Wahl unter.
5. Bestreiche die gebackenen Süßkartoffelscheiben mit deinem selbst gemachten Schokoaufstrich und garniere sie mit den frischen Beeren.

Guten Appetit!

Overnight Oats mit Haselnüssen und Banane

Perfekt, um am Vorabend vorbereitet zu werden, damit Du dieses leckere Frühstück am nächsten Morgen mit zur Arbeit zu nehmen kannst.

Zubereitungszeit:

5 min Vorbereitungszeit, fertig nach 4 bis 8 Stunden

Zutaten:

5 EL Haferflocken

1 TL Chia- oder Leinsamen

120 ml Milch oder eine pflanzliche Milchalternative Deiner Wahl

1 TL Kakaopulver (stark entölt und ungesüßt)

1 Banane

2 TL gehackte Haselnüsse

1 TL Honig oder einer andere flüssige Süße

Beeren oder andere Früchte, die Dir schmecken

Zubereitung:

1. Vermische am Vorabend die Haferflocken mit den Chia- oder Leinsamen, der (pflanzlichen) Milch und dem Kakaopulver. Das Gemisch stellst Du über Nacht in den Kühlschrank, damit die Haferflocken quellen können.
2. Am nächsten Morgen schneidest Du die Banane in Stücke und rührst sie gemeinsam mit den Haselnüssen unter das Haferflockengemisch.

3. Füll alles in ein auslaufsicheres Glas oder eine Dose. Garniere alles mit Beeren oder anderem Obst Deiner Wahl und träufle noch etwas von deinem liebsten flüssigen Süßungsmittel oben drüber.

Et voilà! Fertig ist Deine leckeres, gesundes To Go-Frühstück!

Frühstücks-Dinkel-Muffins mit Blaubeeren

Gesunde Muffins! Zum Frühstück! Lassen sich auch prima mit zur Arbeit nehmen. Da werden die Kollegen bestimmt neidisch …

Zubereitungszeit:

10 min Vorbereitungszeit + 25 min Backzeit = 35 min insgesamt

Zutaten:

2 EL (ca. 30 g) Kokosöl

175 g Dinkelvollkornmehl

1 TL Backpulver

½ TL Salz

2 Eier (oder Ei-Ersatz aus Chia- oder Leinsamen)

150 ml Milch oder pflanzliche Alternative

1 Banane

125 g frische Blaubeeren

Zubereitung:

1. Zuerst schmilzt Du Kokosöl in einem Topf.
2. In der Zwischenzeit schnappst Du Dir ein Sieb und siebst das Mehl und das Backpulver in eine Schüssel. Das Salz kommt ebenfalls in die Schüssel.
3. Die Eier verquirlst Du in einer weiteren Schüssel. Für ein Chia- oder Leinsamen-Ei übergießt Du 1 EL Chia- oder Leinsamen mit 8 EL heißem Wasser und lässt sie mindestens 10 Minuten quellen.

4. Vermische die Eier mit dem geschmolzenen Kokosöl und der (pflanzlichen) Milch.
5. Die flüssigen Zutaten gibst Du zur Mehlmischung. Mit einem Handmixer verarbeitest Du alles zu einem glatten Teig.
6. Mit einer Gabel machst Du Mus aus der Banane und hebst es unter den Teig. Die Beeren hebst Du ebenfalls (vorsichtig!) unter den Teig.
7. Fülle den Teig in Muffin-Förmchen. Im vorgeheizten Backofen müssen die Muffins auf mittlerer Schiene bei 190 °C Ober- und Unterhitze (170 °C Umluft) etwa 25 Minuten backen.

Lass es Dir schmecken!

Protein-Pancakes mit Quark und frischen Beeren

Ideal für ein gemütliches Sonntagsfrühstück mit der Familie.

Zubereitungszeit:

20 min

Zutaten:

3 Eier (Größe M)

30 g Mandelmehl (teilentölt)

2 EL (ca. 30 g) Dinkelmehl Typ 1050

2 EL Quark (20 % Fett)

1 TL Backpulver

1 Prise Zimt

1 Prise Vanillepulver

50 ml Milch oder pflanzliche Alternative

4 TL Rapsöl

1 EL Mandelsplitter (mit Schale)

60 g Blaubeeren oder andere Beeren

2 EL Ahornsirup oder andere flüssige Süße

1 TL Mandelmus

Zubereitung:

1. Schnapp Dir eine große Schüssel. Da kommen jetzt die Eier, das Mandel- und das Dinkelmehl, der Quark, das Backpulver, der Zimt, das Vanillepulver und die Milch rein. Verrühre alles zu einem gleichmäßigen

Teig. Ist der Teig zu fest? Dann gib noch einen kleinen Schuss Milch dazu.
2. Erhitze etwas Öl in einer Pfanne. Gib für einen Pancake je etwa 1 EL Teig in die Pfanne. Backe jeden Pancake etwa 3 bis 4 Minuten bei mittlerer Hitze, bis er von beiden Seiten goldbraun ist.
3. Die Mandelsplitter röstest Du in einer heißen Pfanne ohne Fett 2 bis 3 Minuten.
4. Serviere die Pancakes mit den Beeren, dem Mandelmus, dem Ahornsirup und den Mandelsplittern.

Bon appetit!

Tomaten-Basilikum-Omelett

Du magst es morgens lieber herzhaft? Am besten schmeckt das Omelett heiß, aber auch kalt kannst Du es noch genießen.

Zubereitungszeit:

25 min

Zutaten:

500 g Tomaten

Frisches Basilikum

2 EL Olivenöl

Salz

1 Stück (20 g) Parmesan-käse

5 Eier

Pfeffer

Zubereitung:

1. Übergieße die Tomaten mit kochendem Wasser, schrecke sie dann mit kaltem Wasser ab. Jetzt kannst Du ihnen die Haut abziehen, sie vierteln, entkernen und grob würfeln.
2. Das Basilikum musst Du waschen, trockenschütteln und die Blätter abzupfen.
3. Erhitze die Hälfte des Öls in einer großen Pfanne und gib die Tomaten hinzu. Salze sie und dünste sie bei mittlerer Hitze etwa 5 Minuten.
4. Während den Tomaten heiß wird, reibst Du den Parmesan. Verquirle außerdem die Eier in einer Schüssel.

5. Jetzt nimmst Du die Tomaten aus der Pfanne und gibst sie zusammen mit dem Parmesan und dem Basilikum zu den Eiern. Würze mit Salz und Pfeffer. Gut mischen!
6. Nun erhitzt Du das restliche Öl in der Pfanne. Füll die Tomaten-Eier-Mischung hinein. Bei mittlerer Hitze dauert es von jeder Seite etwa 3 bis 4 Minuten, bis es stockt. Pro Tipp: Zum Wenden benutzt Du am besten einen großen Teller.

Leckerschmecker!

Pikante Eier im Glas mit Paprika, Chili und Basilikum

Du magst es gerne feurig und würzig? Dann ist dieses Rezept genau das Richtige für Dich.

Zubereitungszeit:

45min

Zutaten:

1 kleine Zwiebel

1 Knoblauchzehe

1 kleine rote Paprikaschote

1 kleine grüne Chilischote

1 ½ EL Olivenöl

125 ml Tomatensaft

2 Stiele Basilikum

2 Eier (L)

Zubereitung:

1. Zwiebel und Knoblauch schälen und sehr fein hacken.
2. Paprikaschote, vierteln, entkernen, waschen und fein würfeln. Chilischote waschen, halbieren und sehr fein hacken.
3. 1 EL Öl in einem kleinen Topf erhitzen. Zwiebeln, Knoblauch, Paprika und Chili darin bei mittlerer Hitze unter häufigem Rühren 7-8 Minuten dünsten.
4. Tomatensaft dazugeben und 3 Minuten köcheln lassen.

5. Inzwischen Basilikum waschen und trockenschütteln. Blätter abzupfen und fein schneiden. Unter das Gemüse heben, mit Salz und Pfeffer würzen.
6. Die Einweckgläser mit wenig Olivenöl auspinseln.
7. Das Gemüse in die gefetteten Gläser geben.
8. Die Eier aufschlagen und vorsichtig in die Gläser gleiten lassen. Mit Salz und Pfeffer würzen.
9. In einem Topf ca. 1 l Wasser zum Kochen bringen. Die Gläser mit Deckel und Bügel verschließen.
10. Die Eier in den Gläsern im kochenden Wasserbad 7-8 Minuten garen. Herausnehmen und abtropfen lassen. Deckel abnehmen und die Eier im Glas sofort servieren.

Guten Appetit!

Räucherlachs-Käse-Creme mit Dill und Meerrettich

Super Eiweißquelle zum Frühstück.

Zubereitungszeit:
15 min

Zutaten:
½ Bund Dill
100 g Räucherlachs
100 g Frischkäse (13 % Fett)
1 TL geriebener Meerrettich (Glas)

Zubereitung:

1. Dill waschen, trockenschütteln, Fähnchen abzupfen und einige davon beiseitelegen. Restlichen Dill fein hacken.
2. Den Räucherlachs mit einem großen Messer sehr fein hacken.
3. Gehackten Dill, Lachs, Frischkäse und Meerrettich in einer kleinen Schüssel gründlich verrühren. Mit restlichem Dill garnieren und servieren.
4. Tipp: Die Räucherlachs-Käse-Creme schmeckt super zu den Süßkartoffel-Toast!!

Lasst es euch schmecken!

Hausgemachter Kräuter-Joghurt-Frischkäse mit Artischockensalat

Optimal zum Mitnehmen zur Arbeit.

Zubereitungszeit:

30 min

Fertig in einem 1 Tag und 1 Stunde und 30 min

Zutaten:

2 Stiele Petersilie

2 Stiele Basilikum

1 Stiel Minze

500 g Joghurt (1,5 % Fett) (stichfest)

½ TL Meersalz

425 g Artischockenböden (Dose; Einwaage)

12 Kirschtomaten

30 g schwarze Oliven ohne Stein

1 rote Zwiebel

2 EL Olivenöl

2 EL Orangensaft

Salz

Pfeffer

1 Stiel Oregano

Zubereitung:

1. Petersilie, Basilikum und Minze waschen und trockenschütteln. Die Blätter abzupfen und fein hacken.

In einer kleinen Schüssel mit dem Joghurt verrühren und mit dem Meersalz würzen.

2. Ein feines Sieb mit einem sauberen Küchentuch oder Mulltuch auslegen und über eine Schüssel hängen. Joghurt in das Sieb geben, Tuch darüberschlagen und mit einem Teller beschweren. Im Kühlschrank mindestens 24 Stunden (besser 36-48 Stunden)
3. Am Tag der Zubereitung die Artischockenböden gut abtropfen lassen und vierteln. Tomaten waschen und halbieren.
4. Oliven grob hacken. Rote Zwiebel schälen und fein würfeln. Mit Artischocken und Tomaten in eine Schüssel geben.
5. Olivenöl und Orangensaft untermischen, mit Salz und Pfeffer würzen und etwa 1 Stunde im Kühlschrank ziehen lassen. Oregano abspülen und trockenschütteln.
6. Den abgetropften Käse aus dem Tuch wickeln. Mit leicht angefeuchteten Händen aus der Käsemasse kleine Kugeln formen. Zusammen mit dem Salat anrichten, mit frisch gemahlenem Pfeffer würzen und mit dem Oregano garnieren.

Erdbeersmoothie

Du liebst Erdbeeren? Dann ist dieser Smoothie genau das Richtige für Dich!

Zubereitungszeit:

10 min

Zutaten:

200 g Erdbeeren

1 TL Zitronensaft

1 EL Honig

300 ml gekühlte Buttermilch

Zubereitung:

Erdbeeren abbrausen, putzen und halbieren. Erdbeeren, Zitronensaft und Honig in den Mixer geben oder mit dem Pürierstab pürieren.

Buttermilch nach und nach untermixen. In zwei hohe Gläser füllen und mit je einem Trinkhalm servieren.

Leckerschmecker!

Möhren-Schnittlauch-Quark mit Schmand

Du magst gerne Quark und Möhren? Dann kommst Du hier nicht dran vorbei!

Zubereitungszeit:

15 min

Zutaten:

½ Bund Schnittlauch

150 g Magerquark

2 EL Schmand

½ kleine Zitrone

Salz

Pfeffer

200 g Möhren

Zubereitung:

1. Schnittlauch waschen, trockenschütteln, in Röllchen schneiden und in eine Schüssel geben.
2. Quark und Schmand zufügen und alles glattrühren.
3. Die halbe Zitrone auspressen. Quarkcreme mit 1-2 TL Zitronensaft, Salz und Pfeffer abschmecken.
4. Möhren waschen, putzen, schälen und mit einer Kastenreibe fein raspeln. Unter die Quarkcreme rühren, nochmals mit Salz und Pfeffer abschmecken und servieren.

Guten Hunger!

Mittagessen

Bulgur-Tomaten-Salat und Avocado mit knusprigem Mandelrand

Dieses Gericht ist ideal geeignet, um es mit zur Arbeit zu nehmen.

Zubereitungszeit:

20 min

Zutaten:

120 g Bulgur

¾ Bund Rucola

100 g Kirschtomaten

1 Avocado

Salz und Pfeffer

1 EL gehackte Mandeln

3 EL Weißweinessig

6 EL Gemüsebrühe

1 TL Honig oder anderes flüssiges Süßungsmittel

1 EL Olivenöl

Zubereitung:

1. Koche den Bulgur nach Packungsanleitung.
2. Währenddessen kannst Du schonmal den Rucola putzen und grob hacken. Die Tomaten kannst Du auch schon vierteln.
3. Jetzt halbierst Du die Avocado der Länge nach und entfernst den Stein. Die Schnittflächen würzt Du mit Salz und Pfeffer.

4. Füll die gehackten Mandeln auf einen Teller. Nimm die Avocado-Hälften und drück jeweils die Schnittflächen in die Mandeln.
5. Erhitze eine (Grill-)Pfanne und brate die Schnittflächen der Avocado bei niedriger Hitze etwa 2 bis 3 Minuten an.
6. In einer Schüssel vermischst Du den Essig, die Gemüsebrühe, den Honig und das Öl. Das Ganze schmeckst Du mit Salz und Pfeffer ab.
7. Jetzt fühlst Du den gekochten Bulgur in eine Schüssel und lockerst ihn ggf. noch mithilfe einer Gabel etwas auf. Gib dann die Tomaten und den Rucola sowie das Dressing hinzu. Vermische alles gut und schmecke nochmals mit Salz und Pfeffer ab. Wenn Du das Gericht mitnehmen willst, fülle alles in eine Dose um. Genieße den Salat zusammen mit den Avocado-Hälften.

So lecker!

Roter Reis mit Lachs

Reich an Omega-3-Fettsäuren

Zubereitungszeit:
45 min

Zutaten:
300 g roter Camargue-Reis
Salz
400 g Lachsfilet
Pfeffer
½ Brokkoli (300 g)
1 rote Zwiebel
300 g rote Bohnen (Abtropfgewicht; Dose)
4 EL Olivenöl
½ Zitrone (Saft)
3 EL Mandelsplitter (45 g)

Zubereitung:

1. Reis in der 2,5-fachen Menge kochendem Salzwasser 35 Minuten garen. Anschließend abgießen und abtropfen lassen.
2. Inzwischen Lachsfilet abspülen, trocken tupfen, salzen, pfeffern und 12–15 Minuten in einem Topf mit kochendem Wasser in einem Dampfeinsatz dämpfen.
3. Nebenher Brokkoli putzen, waschen und in Röschen teilen. Zwiebel
4. schälen und fein würfeln. Bohnen abspülen.

5. In einer Pfanne 2 EL Öl erhitzen. Zwiebel darin bei mittlerer Hitze 2 Minuten andünsten. Brokkoli zugeben und 5–7 Minuten unter Rühren dünsten. Dann Bohnen und Reis zugeben und weitere 3 Minuten garen. Dann mit Salz, Pfeffer, Zitronensaft würzen.
6. Reis auf Tellern verteilen und mit restlichem Öl beträufeln. Lachsfilet zerpflücken und auf dem Reis verteilen. Mit Mandelsplittern bestreut servieren.

Guten Appetit!

Couscous-Gemüse-Pfanne mit Harissa

Enthält viel Eisen!

Zubereitungszeit:

30 min

Zutaten:

250 g Brokkoli

1 rote Paprikaschote (ca. 200 g)

1 Möhre (ca. 100 g)

1 Knoblauchzehe

2 EL Olivenöl

75 g Erbsen (tiefgekühlt)

1 EL Currypulver

1 TL Harissa

Salz

Pfeffer

200 ml klassische Gemüsebrühe

100 g Couscous (möglichst Vollkorn)

2 Frühlingszwiebeln

Zubereitung:

1. Brokkoli waschen und putzen. Den dicken Stiel abschneiden, schälen und in 1 cm große Würfel schneiden.
2. Restlichen Brokkoli in Röschen teilen.
3. Paprikaschote vierteln, entkernen, waschen und 1 cm groß würfeln. Möhre waschen, schälen und in 5 mm große Würfel schneiden.

4. Knoblauch schälen und in feine Scheiben schneiden.
5. Das Öl in einer Pfanne erhitzen. Brokkoli, Paprika, Möhre und Knoblauch bei mittlerer Hitze ca. 5 Minuten braten.
6. Erbsen, Curry und Harissa dazugeben. Mit Salz und Pfeffer würzen.
7. Die Brühe dazugießen, aufkochen und 1 Minute kochen lassen.
8. Couscous einstreuen, umrühren und alles kurz aufkochen. Auf der ausgeschalteten Herdplatte zugedeckt 5 Minuten quellen lassen.
9. Inzwischen die Frühlingszwiebeln waschen, putzen und in feine Ringe schneiden.
10. Am Ende der Garzeit den Couscous mit einer Gabel leicht auflockern. Die Couscous-Gemüse-Pfanne mit den Frühlingszwiebeln bestreuen und servieren.

Guten Appetit!

Pasta mit Brokkoli-Pesto

Blitz-Clean-Eating-Rezept

Zubereitungszeit:

30 min

Zutaten:

1 Brokkoli

Salz

500 g Vollkornnudeln

1 Bund Basilikum (20 g)

200 g Feta

2 EL Pinienkerne

3 EL Olivenöl

300 g Champignons

½ Bio-Zitrone

Pfeffer

Zubereitung:

1. Brokkoli putzen, waschen und in Röschen teilen. Brokkoliröschen in etwas kochendem Salzwasser 6–7 Minuten garen. Anschließend abgießen und etwas vom Kochwasser dabei auffangen. Brokkoli auskühlen lassen.
2. Nudeln nach Packungsanleitung in reichlich kochendem Salzwasser bissfest garen.
3. In der Zwischenzeit Basilikum waschen, trocken schütteln und die Blätter abzupfen. Mit Brokkoli, Feta, Pinienkernen und 2 EL Olivenöl in einem Mixer

cremig pürieren. Bei Bedarf etwas vom Kochwasser zugeben. Brokkoli-Pesto beiseite stellen.

4. Champignons putzen und in Scheiben schneiden. Zitrone heiß abspülen und trocken tupfen. Den Saft auspressen und die Schale abreiben.
5. Restliches Öl in einer Pfanne erhitzen und die Champignons darin bei mittlerer bis starker Hitze 3–4 Minuten anbraten. Zitronensaft, Zitronenabrieb und Nudeln zugeben, mit Salz und Pfeffer würzen und vermengen.
6. Pasta mit Brokkoli-Pesto servieren und nach Geschmack mit etwas Feta und Pinienkernen garnieren.

Bon Appetit!

Bunte Wraps mit Gemüse

Du hast tausend verschiedene Möglichkeiten, diese Wraps zu füllen. So wird es nie langweilig. Wraps machen sich prima als Mahlzeit für unterwegs.

Zubereitungszeit:

20 min

Zutaten:

40 g Babyspinat

1 Möhre

1 Stück (etwa 40 g) Cheddar-Käse (40 % Fett i. Tr.)

8 EL (200 g) körniger Frischkäse

Salz und Pfeffer

4 (Vollkorn-)Tortilla-Fladen

Zubereitung:

1. Zuerst solltest Du den Spinat waschen und trockenschleudern. Putze und schäle außerdem die Möhre. Behalte den Sparschäler in der Hand und schneide die Möhre mit ihm in hauchdünne Scheiben. Den Cheddar kannst Du auch schon reiben.
2. Als Nächstes verrührst Du den Frischkäse mit Salz und Pfeffer.
3. Jede Tortilla bestreichst Du dann mit 2 EL des gewürzten Frischkäses. Außerdem verteilst Du auf ihnen Cheddar, Spinat und Möhre.
4. Um die Tortillas aufzuwickeln, klappst Du jeweils erst die beiden kurzen Seiten über die Füllung und

schlägst dann die lange Seite ein. Rolle den Wrap zur offenen Seite hin auf.

5. Du kannst die Wraps entweder unterwegs kalt essen oder, wenn Du zu Hause bist, in einer heißen Pfanne kurz rösten und heiß verputzen.

Köstlich!

Putenfilet mit Paprika

Wenig Kohlenhydrate und viel Protein. Damit ist dieses Rezept auch für Fastentage geeignet!

Zubereitungszeit:

30 min

Zutaten:

6 Paprikaschoten

1 Knoblauchzehe

600 g Putenbrustfilet

1 Stück (10 g) Ingwer

3 Zweige Thymian

3 EL Olivenöl

Salz und Pfeffer

100 ml Gemüsebrühe

Zubereitung:

Fang mit der Paprika an. Wasche sie und schneide sie in Streifen. Schäle und hacke den Knoblauch. Schäle und reibe den Ingwer. Wasch den Thymian und hacke die Blättchen.

Die Putenbrust spülst Du auch ab und schneidest sie in Streifen.

Erhitze 2 EL des Öls in einer Pfanne und brate darin die Putenbrust mit dem Knoblauch und dem Ingwer an, bis sie goldbraun ist. Nimm sie aus der Pfanne und stell sie erst einmal zur Seite.

Jetzt kommt das restliche Öl in die Pfanne. Bei mittlerer Hitze dünstest Du die Paprika 2 bis 3 Minuten an. Gib dann Thymian, Salz und Pfeffer hinzu und lösche das Ganze mit der Gemüsebrühe ab. Lass das Ganze nun weitere 5 Minuten vor sich hin dünsten, bis die Flüssigkeit fast völlig verdampft ist. Rühre dabei gelegentlich um, damit nichts anbrennt.

Gib zum Schluss die Pute nochmal mit in die Pfanne und lass alles zusammen weitere 2 bis 3 Minuten ziehen, ehe Du es dann servierst.

Einfach lecker!

Gefüllte Paprika mit Reis und Kichererbsen

Kurbelt den Stoffwechsel an.

Zubereitungszeit:

30 min

Zutaten:

3 Paprikaschoten (rot und grün)

2 EL Olivenöl

50 g Langkornreis (parboiled)

½ Bund Frühlingszwiebeln

2 Tomaten

50 g Ziegenweichkäse (45 % Fett i. Tr.)

265 g Kichererbsen (Glas, Abtropfgewicht)

1 Msp. Gemahlener Kreuzkümmel

1 Msp. Gemahlener Koriander

Salz

Pfeffer

Zubereitung:

1. Paprika waschen, putzen, halbieren und entkernen. In eine Auflaufform geben, mit Öl beträufeln und im vorgeheizten Backofen bei 200 °C (Umluft 180 °C; Gas: Stufe 3) etwa 10 Minuten vorbacken. Nebenher Reis in kochendem Salzwasser nach Packungsanleitung garen.
2. Inzwischen Frühlingszwiebeln putzen, waschen und in feine Ringe schneiden. Tomaten putzen, waschen

und in feine Würfel schneiden. Ziegenkäse klein schneiden.

3. Kichererbsen mit Reis, Frühlingszwiebeln, Tomaten, Gewürze und Ziegenkäse vermischen. Mit Salz und Pfeffer würzen.
4. Paprikahälften aus dem Backofen nehmen und mit der Mischung füllen. Die gefüllten Paprikaschoten im vorgeheizten Backofen bei 200 °C (Umluft 180 °C; Gas: Stufe 3) noch einmal 15 Minuten backen und anschließend servieren.

Mhhh ... Lecker!

Putenroulade mit Basilikumfüllung auf Süßkartoffelpüree

Eiweißreicher Fitmacher

Zubereitungszeit:

35 min

Zutaten:

½ Bund Basilikum (10 g)

40 g getrocknete Tomaten

100 g Frischkäse (30 % Fett i. Tr.)

Salz

Pfeffer

4 dünne Putenschnitzel (500 g)

2 EL Olivenöl

2 Süßkartoffeln (600 g)

1 Zweig Rosmarin

Zubereitung:

1. Basilikum waschen, trocken schütteln und Blättchen abzupfen, hacken und mit Frischkäse mischen. Getrocknete Tomaten klein schneiden, unter den Frischkäse mischen und mit Salz und Pfeffer würzen.
2. Putenschnitzel nebeneinander auf ein Brett legen, salzen und pfeffern und mit dem Frischkäse bestreichen. Schnitzel zu Rouladen aufrollen und in eine kleine mit 1/2 EL Öl gefettete Auflaufform legen. Rouladen im vorgeheizten Backofen bei 200 °C (Umluft 180 °C; Gas: Stufe 3) etwa 20 Minuten garen.

3. Inzwischen Süßkartoffeln schälen, waschen, klein schneiden und in kochendem Salzwasser bei mittlerer Hitze in etwa 15 Minuten weich kochen.
4. Nebenher Rosmarin waschen, Nadeln hacken. Süßkartoffeln abgießen, mit einem Kartoffelstampfer zerstampfen, mit restlichem Öl, Salz, Pfeffer und Rosmarin würzen. Rouladen mit dem Süßkartoffelpüree anrichten.

Köstlich!

Quinoa-Gemüse-Bowl mit knackigem Erdnussdip

Fruchtig. Nussig. Lecker. Super für unterwegs!

Zubereitungszeit:

35 min

Zutaten:

100 g Quinoa

1 TL Kurkuma

½ (300 g) Knollensellerie

1 Möhre

1 TL Olivenöl

Salz und Pfeffer

Paprikapulver

Getrockneter Majoran

Getrockneter Thymian

2 Stiele Petersilie

100 g Joghurt (3,5 % Fett)

1 EL Erdnussmus

1 Prise Chiliflocken

1 EL Erdnusskerne

50 g Babyspinat

2 EL Granatapfelkerne

Zubereitung:

1. Spüle die Quinoa ab und koche sie dann mit der Kurkuma in der doppelten Menge Salzwasser etwa 15 Minuten. Nimm sie dann vom Herd und lass sie noch weiter quellen.
2. Schäle Sellerie und Möhre und schneide diese dann in kleine Würfel. Dünste sie dann in einer heißen Pfanne mit Öl bei mittlerer Hitze etwa 10 Minuten an, rühre ab und zu um. Gib auch die Gewürze sowie Salz und Pfeffer hinzu.
3. Hack die Petersilie fein. Vermische dann die Hälfte von ihr mit dem Erdnussmus und dem Joghurt. Würze mit Salz, Pfeffer und Chiliflocken. Hack auch die Erdnusskerne.
4. Zum Servieren gibst Du die Quinoa mit dem Spinat in eine Schale, richtest darauf das Gemüse an, beträufelst alles mit Soße und garnierst mit den Nüssen, der restlichen Petersilie und den Granatapfelkernen.

Yummy!

Räucherfrischfrikadelle mit Gurken

Voll mit gesunden Omega-3-Fettsäuren ist dieses Menü super für deinen Gehirnschmalz.

Zubereitungszeit:

40 min Zubereitungszeit, fertig nach 60 min

Zutaten:

1 Vollkornbrötchen vom Vortag

1 Frühlingszwiebel

1 rote Chilischote

1 EL Butter

600 g Räucherlachs in Scheiben

1 Bund Dill

1 Ei

1 Eigelb

4 EL Maismehl

Salz und Pfeffer

2 ½ EL Öl

2 Salatgurken

2 Gemüsezwiebeln

2 EL Weißweinessig

Chiliflocken

½ TL Honig oder eine andere flüssige Süße, die Dir schmeckt

Zubereitung:

1. Weiche das Brötchen in kaltem Wasser ein. Die Frühlingszwiebel und die Chilischote schneidest Du klein. Gib die Butter in eine Pfanne und dünste darin dann die Frühlingszwiebel und das Chili bei mittlerer Hitze.
2. Vom Fisch legst Du 4 Scheiben beiseite, den Rest schneidest Du klein. Auch den Dill hackst Du klein, lass nur ein bisschen für die Dekoration übrig.
3. Das Brötchen drückst Du ordentlich aus. Gib dann das Brötchen, das gedünstete Gemüse, Dill, Ei und Eigelb, Maismehl und den klein geschnittenen Fisch zusammen in eine Schüssel. Vermenge alles zu einem Teig, schmecke mit Salz und Pfeffer ab.
4. Forme aus dem Teig etwa 12 Bratlinge. Tipp: Wenn Deine Hände dabei nass sind, bleibt weniger an ihnen kleben und Du kannst deutlich besser arbeiten.
5. Erhitze 2 EL Öl in einer Pfanne und brate die Frikadellen an, bis sie von beiden Seiten goldgelb sind. Du kannst die fertigen Frikadellen im Backofen bei kleinster Stufe warmhalten.
6. Jetzt nimmst Du Dir die Gurken vor. Halbiere sie der Länge nach und entferne die Kerne. Schneide sie dann in Scheiben.
7. Die Gemüsezwiebeln schälst Du und schneidest sie dann in Streifen. Dünste sie dann mit dem restlichen Öl in einer Pfanne an, bis sie glasig sind.
8. Gib dann die Gurkenscheiben hinzu, schwenke alles kurz durch und lösche das Gemüse mit der Brühe und dem Essig ab. Lass es weitere 3 bis 4 Minuten köcheln und würze mit Salz, Chiliflocken und Honig.
9. Zum Servieren gibst Du je 3 Bratlinge auf einen Teller, richtest sie mit dem Gurkengemüse und je einer Scheibe Lachs an. Dekoriere mit dem restlichen Dill.

Guten Appetit!

Avocado-Speck Salat

4 Portionen

Zutaten:

200g Ziegenkäse

200g Speck

2 Avocados

100g Rucola-Salat

100g Walnüsse

1 Esslöffel Zitronensaft

½ Tasse Mayonnaise

½ Tasse Olivenöl

2 Esslöffel Schlagsahne

Salz und Pfeffer

Zubereitung:

1. Den Ofen auf 200 °C vorheizen und Pergamentpapier in eine Auflaufform legen.
2. Schneide den Ziegenkäse in runde Scheiben und lege ihn in die Auflaufform. Auf der oberen Schiene goldgelb backen.
3. Den Speck in einer Pfanne knusprig braten.
4. Die Avocado in Stücke schneiden und auf den Rucola legen. Füge den gebratenen Speck und Ziegenkäse hinzu.
5. Mit einem Mixer das Dressing mit Zitronensaft, Mayonnaise, Olivenöl und Sahne zubereiten. Mit Salz und Pfeffer abschmecken.

Thunfischsalat

2 Portionen

Zutaten:

100g Thunfisch in Olivenöl, abgetropft

1/3 Tasse gehackter Selleriestängel

½ rote Zwiebel

½ Tasse Mayonnaise

1 Teelöffel Dijon-Senf

½ Zitrone, Saft und Schale

Salz und Pfeffer

2 Esslöffel kleine Kapern

50g Blattgemüse oder Salat

50g Kirschtomaten

2 Esslöffel Olivenöl

4 Eier

1 Teelöffel Salz

2 TL Weißweinessig

Zubereitung:

1. Den abgetropften Thunfisch mit den anderen Zutaten für den Salat mischen, mit Ausnahme von Salat und Tomaten. Du kannst es im Voraus machen und es für ein paar Tage im Kühlschrank aufbewahren, sodass sich die Aromen wirklich entwickeln können.
2. Wasser zum Kochen bringen. Salz und Essig hinzufügen. Rühre das Wasser im Kreis, um mit einem Löffel einen Wirbel zu erzeugen. Das Ei nacheinander in das sich bewegende Wasser schlagen.

3. 3 Minuten köcheln lassen und mit einem Schaumlöffel aus dem Wasser nehmen.
4. Serviere den Salat und die Eier mit frischem Gemüse und einigen Tomaten Deiner Wahl. Vor dem Servieren mit Olivenöl beträufeln.

Lachsgebäck mit Spargel

4 Portionen

Zutaten:

1000 g grüner Spargel

3 Esslöffel Kokosöl

1 Teelöffel Knoblauchpulver

1/3 Tasse geriebener Parmesankäse

1/3 Becher Mayonnaise

1 Knoblauchzehe, gepresst

600 g Lachs

frischer Dill

1 Scheibe Zitrone

Zubereitung:

1. Erwärme den Ofen auf 175 °C
2. Den Spargel abspülen und das harte Ende jeder abschneiden oder abknicken.
3. Spargel, Kokosöl und Knoblauchpulver in einen Plastikbeutel mit Reißverschluss geben, verschließen und leicht schütteln, um den Spargel zu überziehen.
4. In einer Schüssel Parmesankäse, Mayonnaise und gepressten Knoblauch mischen.
5. Lege 4 rechteckige Stücke Pergamentpapier aus, groß genug, um Spargel und Fisch aufzunehmen, wobei an den Seiten und Enden noch viel Papier übrig bleibt, das zu Paketen gefaltet und verschlossen werden kann. Den gewürzten Spargel gleichmäßig auf die Pergamentbleche verteilen.

6. Die Filets auf den Spargel legen. Den Lachs mit der Mayonnaise Mischung bestreuen.
7. Das Pergamentpapier über den Fisch falten und allseitig verschließen. Das Paket sollte wie eine Calzone aussehen.
8. Die Pakete auf ein Backblech legen und 12 bis 15 Minuten backen, bis die Innentemperatur des Lachses 63 °C erreicht.
9. Auf Wunsch mit frischem Dill und Zitronenscheiben garnieren.

Guten Appetit!

Brokkolisuppe

Zutaten:

1 Lauch

Brokkoli

2 Tassen Wasser

1 Gemüsebrühwürfel

175 g Frischkäse

1 Tasse Schlagsahne

½ Teelöffel schwarzer Pfeffer

½ Tasse frisches Basilikum

1 Knoblauchzehe, gepresst

Salz

Zubereitung:

1. Den Lauch gründlich abspülen und fein hacken, sowohl die grünen als auch die weißen Teile. Den Kern des Brokkoli abschneiden und dünn in Scheiben schneiden. Den Rest des Brokkoli in kleinere Röschen teilen und zurückhalten.
2. Lauch und Brokkoli in Scheiben geschnitten in einen Topf geben und mit Wasser bedecken. Brühwürfel hinzufügen. Mit Salz abschmecken und bei starker Hitze einige Minuten kochen lassen, bis der Brokkolistängel einfach mit einem Messer durchstochen werden kann.
3. Die Brokkoliröschen hinzufügen. Die Hitze reduzieren und einige Minuten köcheln lassen, bis der Brokkoli hellgrün und zart ist. Frischkäse, Sahne, frisch gemahlener Pfeffer, Basilikum und Knoblauch hinzufügen.

4. Mit einem Mixer bis zur gewünschten Konsistenz mischen.
5. Wenn die Suppe zu dick ist, verdünne sie mit Wasser. Wenn Du möchtest, dass es eine etwas dickere Konsistenz hat, füge einen Hauch von Sahne hinzu.

Lammragout mit grünen Bohnen

6 Portionen

Zutaten:

1000 g Lammschulter geschnitten in mundgerechte Stücke
Wasser
1 Teelöffel Pfefferkörner, weiß
2 Lorbeerblätter
1 frischer Dillstrauß
1 Zwiebel
1 Karotte
1 Esslöffel Salz
1 ¼ Tassen Schlagsahne
1 TL Essig
½ Tasse frischer Dill, fein gehackt
500g frische grüne Bohnen

Zubereitung:

1. Das Fleisch in mundgerechte Stücke schneiden. Das Fleisch in einen großen Topf oder Topf mit Wasser geben. Einige Minuten lang kräftig kochen lassen. Gieße das Wasser ab, dann spüle Fleisch und Topf ab, um den Schaum nicht abschöpfen zu müssen.
2. Bringe das Fleisch wieder in den Topf. Gewürze, Dillstrauß, Zwiebelspalten und Karottenscheiben hinzufügen. Fülle das Wasser auf. Salz zugeben und zum Kochen bringen. 2 Stunden köcheln lassen oder bis das Fleisch sehr zart wird.

3. Fleisch entfernen und Brühe abgießen. Das Gemüse beiseite stellen. Um die Aromen zu konzentrieren, reduziere die Brühe, indem Du sie bei starker Hitze einige Minuten lang kochst.
4. Sahne und die gleiche Menge Brühe in den Topf geben. Zum Kochen bringen und 15 Minuten köcheln lassen oder bis die Soße bindet. Essig oder Zitronensaft, Salz und Pfeffer hinzufügen.
5. Fleisch in den Topf geben und gut erwärmen. Füge fein gehackten Dill hinzu.
6. Grüne Bohnen in leicht gesalzenem Wasser 3-4 Minuten lang kochen. Mit Lammeintopf servieren.

Guten Appetit!

Gebratener Lachs mit Zitronensoße

2 Portionen

Zutaten:

½ Tasse Gemüsebrühe

2/3 Tasse Schlagsahne

1 Esslöffel frischer Schnittlauch, fein gehackt

2 Esslöffel frische Petersilie, fein gehackt

½ Zitrone, der Saft

gemahlener schwarzer Pfeffer, nach Belieben

500g Lachs

1 Esslöffel Butter

500g frischer Spinat

Salz und Pfeffer

Zubereitung:

1. Die Gemüsebrühe in einen Topf geben und zum Kochen bringen. Einige Minuten kochen lassen, bis sich die Brühe leicht reduziert.
2. Sahne, Kräuter und Zitronensaft dazugeben und unterrühren.
3. Eine Pfanne bei starker Hitze erwärmen. Den Lachs in die Pfanne geben, mit der Schale nach oben zeigen und fest andrücken. 3-4 Minuten braten und dann umdrehen und weitere 3-4 Minuten garen.
4. Den Spinat in Butter anbraten, bis er verwelkt ist, etwa 2 Minuten. Mit Salz und Pfeffer würzen.

Guten Appetit!

Rote-Beete-Räucherlachs

4 Portionen

Zutaten:

1 Rübe

2 Esslöffel Salz

5 Pfefferkörner, weiß

1 Limette, die Schale

500g Lachs

½ Tasse frischer Dill, gehackt

1 Esslöffel gefrorener Spinat

½ Tasse leichtes Olivenöl oder Avocadoöl

Salz und Pfeffer

250 g Salat

Zubereitung:

1. Die Rote Beete gründlich abspülen. Schälen und grob raspeln, dann in eine Schüssel geben. Grob gemahlenen weißen Pfeffer, Salz und Limettenschale hinzufügen.
2. Den Lachs kurz vor Beginn des Reifeprozesses teilweise auftauen lassen. Lachsschale mit der Seite nach unten legen und die Fleischseite gleichmäßig mit der Rote-Beete-Mischung einreiben. Trage Handschuhe oder Plastiktüten an den Händen, um Flecken an den Händen zu vermeiden.
3. Den Lachs in einen Plastikbeutel oder gerade in eine Glasschale geben und mit Frischhaltefolie abdecken. Im Kühlschrank 1-2 Tage ruhen lassen.

4. Dill und Spinat mit einem Stabmixer mischen. Öl hinzufügen. Nach Belieben mit Salz und Pfeffer abschmecken.
5. Den Lachs auspacken.
6. Den Fisch in sehr dünne Scheiben schneiden. Mit Dillöl und Blattgemüse servieren.

Guten Appetit!

Hühner Salat

4 Portionen

Zutaten:

Knoblauchmayonnaise

¾ Tasse Mayonnaise

½ Esslöffel Knoblauchpulver

250 g Speck

30 g Butter

knochenlose Hühnerschenkel

Salz und Pfeffer

300 g Romanasalat

100 g Kirschtomaten

Zubereitung:

1. Mayonnaise und Knoblauchpulver in einer kleinen Schüssel mischen und beiseite stellen.
2. Die Speckscheiben in Butter knusprig braten. Ausziehen und warm halten. Bewahre das Fett in der Pfanne auf.
3. Das Huhn mit Salz und Pfeffer würzen und dann jeden Oberschenkel in Drittel schneiden. In der gleichen Pfanne wie der Speck goldbraun braten und gründlich garen.
4. Den Salat abspülen und zerkleinern; achte darauf, ein sauberes Schneidebrett und ein sauberes Messer zu verwenden (anders als beim Umgang mit dem rohen Huhn).
5. Den Salat auf einen Teller legen und mit Huhn, Speck, Tomaten und Knoblauchmayo belegen.

Burger

2 Portionen

Zutaten:

500g Hackfleisch

1 Teelöffel Salz

½ Teelöffel gemahlener schwarzer Pfeffer

¼ rote Zwiebel

1 frischer Jalapeño

1 Tomate

1 Avocado

1 Kopfsalat

Cheddar-Käse (2 Scheiben pro Burger)

50g Butter, in Scheiben geschnitten

Zubereitung:

1. In einer Schüssel das Hackfleisch, Salz und Pfeffer vermengen.
2. Die Zwiebel fein hacken und die Jalapeño in kleine Stücke schneiden. Entferne zuerst die Kerne, wenn Du nicht möchtest, dass sie zu scharf sind. Zwiebel und Jalapeño zum Fleisch geben und mit den Händen gut vermengen.
3. 2 Burger-Pettis formen. Zuerst zu einem Ball formen und dann langsam nach unten drücken.
4. Brate die Patties auf jeder Seite 5-7 Minuten lang.
5. Tomate in Scheiben schneiden. Die Avocado in Längsrichtung schneiden und aushöhlen.

6. Zum Zusammenstellen nimm 3-4 Salatblätter für jeden Burger. Burger in die Mitte legen, jeweils mit Käsescheiben und einer Scheibe Butter belegen. Eine Scheibe Tomate und Avocado dazugeben, mit Salz und Pfeffer würzen. Versuche den Burger so zu verpacken, dass Du ihn leicht greifen kannst.

Kohlnudeln mit Rindfleisch

6 Portionen

Zutaten:

Rindfleisch

3 Esslöffel Butter

200 g Pilze, in Scheiben geschnitten

Salz und Pfeffer

Rumpsteak, dünn geschnitten

½ rote Zwiebel, gehackt

1 Esslöffel Tomatenmark

¾ Tasse Rindfleischbrühe

2/3 Tasse saure Sahne

2 Esslöffel Butter

Großer Kopf Grünkohl, dünn geschnitten

Salz und Pfeffer

2 Esslöffel Wasser

Zubereitung:

1. In einer großen Pfanne zwei Drittel der Butter bei mittlerer Hitze erwärmen, bis sie geschmolzen ist. Die Champignons dazugeben und mit Salz und Pfeffer bestreuen. Die Champignons ca. 5 Minuten goldbraun dünsten, dann in eine Schüssel geben.
2. Das Rindfleisch trocken tupfen und mit Salz und Pfeffer bestreuen, dann in die heiße Pfanne geben. Noch ca. 5 Minuten braten, dann in die Schüssel mit den Pilzen geben.

3. Die restliche Butter in die Pfanne geben und die Zwiebel unterrühren, bis sie durchsichtig ist. Das Tomatenmark unterrühren, dann die Brühe unterrühren. Zum Kochen bringen.
4. Die saure Sahne in eine mittlere Schüssel geben und ca. ½ Tasse der Brühe unterrühren. Dann die Sauerrahmmasse wieder in die Pfanne geben.
5. Die Champignons und das Rindfleisch zusammen mit den angesammelten Säften in die Pfanne zurückgeben und unter Rühren vermengen.

Kohlnudeln

In einem großen Topf bei mittlerer Hitze die Butter schmelzen lassen. Kohl, Salz, Pfeffer und Wasser hinzufügen.

Die Hitze auf ein Minimum reduzieren und kochen, bis der Kohl weich ist.

Guten Appetit!

Mittagessen

Japanische Currynudeln mit Pak Choi und Tofu

Tofu ist langweilig? Von wegen! Lass Dir pflanzliche Proteine schmecken.

Zubereitungszeit:

30 min

Zutaten:

200 g Tofu

2 EL Olivenöl

1 El Sojasoße

200 g Soba-Nudeln (oder Vollkorn-Spaghetti)

1 großer (600 g) Pak Choi

Salz und Pfeffer

1 TL Currypulver

Zubereitung:

1. Wickle den Tofu in Küchenpapier und presse ihn gründlich aus oder leg ihn kurz in die Mikrowelle. Schneide ihn dann in Würfel und brate ihn in 2 EL Öl in einer Pfanne knusprig an. Lösche den Tofu mit der Sojasoße ab und lass diese dann noch etwa 2 Minuten einkochen. Nimm den Tofu aus der Pfanne und stell ihn zur Seite.
2. Koch die Nudeln nach Packungsanweisung und stell die abgetropften Nudeln zur Seite.

3. Putz den Pak Choi und schneide ihn in feine Streifen. Dünste ihn in 1 EL Öl etwa 3 Minuten lang in einer Pfanne an. Würz ihn mit Salz und Pfeffer.
4. Vermische nun das restliche Öl mit dem Currypulver und etwas Salz. Hebe das gewürzte Öl unter die Nudeln. Serviere diese mit dem Pak Choi und dem gebratenen Tofu.

Bon Appetit!

Fruchtige Reispfanne mit Hühnchen, Datteln und Zucchini

Komplexe Kohlenhydrate, die Dich am Abend sättigen, damit Du die Fastenperiode gut überstehst.

Zubereitungszeit:

25 min Vorbereitungszeit, fertig nach 75 min

Zutaten:

400 g Hähnchenbrustfilet

5 EL Sesamöl

1 TL Currypulver

1 EL Honig

Salz und Pfeffer

250 g Vollkorn-Langkornreis

1 Zwiebel

1 Knoblauchzehe

2 Zucchini

1 rote Chilischote

80 g entsteinte getrocknete Datteln

35 g ganze Mandelkerne

1 EL Zitronensaft

¼ TL gemahlener Kreuzkümmel

¼ TL gemahlener Koriander

¼ Bund Schnittlauch

Zubereitung:

1. Schneide das Hähnchen in Streifen. Vermenge es dann in einer Schüssel mit 3 EL Öl, Curry, Honig, Salz und Pfeffer. Stell die Schüssel abgedeckt in den Kühlschrank und lass alles etwa 30 Minuten ziehen.
2. Während das Hähnchen friert, kochst Du den Reis nach Packungsanweisung.
3. Nun schälst Du die Zwiebel und den Knoblauch und würfelst sie. Du hackst die Chilischote und schneidest die Datteln klein. Die Zucchini halbierst Du längs und schneidest sie dann in Scheiben.
4. Das restliche Öl erhitzt Du in einer Pfanne. Bei starker Hitze brätst Du das Hähnchen etwa 2 Minuten gar, dabei immer schön wenden, und nimmst es dann wieder aus der Pfanne heraus.
5. Dünste nun bei mittlerer Hitze das Gemüse mit dem Chili in der Pfanne.
6. Misch Reis, Hähnchen, Mandeln und Datteln unter. Würz mit Zitronensaft, Kreuzkümmel, Koriander, Salz und Pfeffer.
7. Schneide den Schnittlauch klein und streue ihn am Ende über die Reispfanne.

Bon Appetit!

Salbei-Gemüse-Gnocchi

Lecker italienisch schlemmen, wenn es besonders schnell gehen soll.

Zubereitungszeit:

15 min

Zutaten:

2 Bund Frühlingszwieblеln

3 Stiele Salbei

2 EL Olivenöl

300 g Gnocchi

250 g Kirschtomaten

Salz und Pfeffer

100 g Ricotta

Zubereitung:

1. Fange mit den Frühlingszwiebeln an. Schneide sie in etwa 2 cm lange Stücke.
2. Die Blätter des Salbeis schneidest Du, bis auf ein paar wenige für die Dekoration, in Streifen.
3. Die Gnocchi dünstest Du bei mittlerer Hitze mit etwas Öl kurz in einer Pfanne an.
4. Gib nun die Frühlingszwiebeln und den Salbei dazu. Lass alles zugedeckt etwa 5 Minuten dünsten.
5. Wenn Du möchtest, kannst Du die Tomaten halbieren. Gib sie zu den Gnocchi in die Pfanne und erhitze sie ohne Deckel etwa 2 Minuten. Benutze Salz und Pfeffer zum Würzen.

6. Beim Anrichten den Ricotta mithilfe eines Teelöffels auf den Gnocchi verteilen und mit den übrigen Salbeiblättern garnieren.

Guten Hunger!

Cannelloni mit Ricotta, Spinat und Zucchini

Ein super leckeres Rezept was auch mal für 2 Tage reicht.

Zubereitungszeit:

25 min

Fertig in 1 Stunde.

Zutaten:

4 große Zucchini (1,2 kg)

100 g Spinat

100 g Mangold

Salz

1 Knoblauchzehe

½ Bund Basilikum (10 g)

450 g Ricotta (45 % Fett i. Tr.)

1 Eigelb

½ Bio-Zitrone (Schale)

Pfeffer

2 TL Olivenöl

500 g Tomatenpüree (Glas)

1 TL getrocknete italienische Kräuter

2 Kugeln Mozzarella (250 g)

1 Stück Parmesan (40 g, 30 % Fett i. Tr.)

Zubereitung:

1. Zucchini putzen, waschen und in dünne Scheiben schneiden. Spinat und Mangold putzen, waschen, von groben Stielen befreien und in kochendem Salzwasser etwa 2 Minuten garen. Anschließend abgießen, kalt abschrecken, gut ausdrücken und grob hacken. Knoblauch schälen und fein hacken. Basilikum waschen, trocken schütteln, Blättchen abzupfen, einige für die Garnitur beiseitelegen, den Rest fein hacken.
2. Ricotta in eine Schüssel geben und mit Knoblauch, Eigelb, Zitronenschale, gehacktem Basilikum, Spinat und Mangold mischen, mit Salz und Pfeffer abschmecken.
3. Eine ofenfeste Form mit 1 TL Olivenöl einpinseln. Tomatenpüree mit Salz, Pfeffer und italienischen Kräutern würzen und die Hälfte in die Form geben. Jeweils 3-4 Zucchinischeiben überlappend auf einer Arbeitsfläche auslegen, 2 EL Ricotta-Gemüse-Füllung daraufgeben und einrollen. Zucchini-Cannelloni mit der Naht nach unten auf die Soße in die Form legen. Restliches Tomatenpüree ringsum und darauf verteilen.
4. Mozzarella klein schneiden, Parmesan reiben. Cannelloni und Tomatenpüree mit dem Käse bestreuen, mit restlichem Öl beträufeln und im vorgeheizten Backofen bei 200 °C (ca. 200 °C °C Umluft; Gas: Stufe 3) etwa 30-35 Minuten backen, bis der Käse geschmolzen und leicht gebräunt ist. Herausnehmen und die restlichen Basilikumblättchen über die Cannelloni verteilen.

Super lecker!

Hähnchenbrust mit Avocado-Blumenkohl-Stampf

Low Carb und eiweißreich.

Zubereitungszeit:

25 min

Zutaten:

½ Blumenkohl (600 g)

Salz

1 Zwiebel

50 g getrocknete Tomaten

2 EL Rapsöl

Pfeffer

4 Hähnchenbrustfilets (à 125 g)

3 EL Zitronensaft

80 ml Milch (3,5 % Fett)

80 ml Gemüsebrühe

½ reife Avocado

80 g Feta (9 % Fett)

Schnittlauchspitze

Zubereitung:

1. Blumenkohl putzen, waschen, in Röschen teilen und in wenig Salzwasser bei mittlerer Hitze in 8–10 Minuten weich garen. Dann abgießen.

2. Inzwischen Zwiebel schälen und würfeln. Tomaten in kleine Stücke schneiden. 1 EL Öl in einer Pfanne erhitzen, Zwiebel und Tomaten darin 2 Minuten bei mittlerer Hitze andünsten. Salzen, pfeffern und aus der Pfanne nehmen.
3. Hähnchenbrustfilets abspülen, trocken tupfen, salzen und pfeffern. Restliches Öl in der Pfanne erhitzen. Fleisch bei mittlerer Hitze von beiden Seiten jeweils 5–8 Minuten braten. Mit Zitronensaft beträufeln und die Pfanne vom Herd ziehen; das Fleisch zugedeckt gar ziehen lassen.
4. Inzwischen Milch mit Brühe erwärmen. Den Kern aus der Avocado entfernen und das Fruchtfleisch aus der Schale heben. Blumenkohl und Avocado Fruchtfleisch in eine Schüssel geben. Mit einer Gabel oder einem Kartoffelstampfer zerdrücken, dabei die warme Milchbrühe untermischen und mit Salz und Pfeffer abschmecken.
5. Den Stampf zum Anrichten auf Teller verteilen und die Hähnchenbrust darauf geben. Zwiebel-Tomaten-Mischung draufstreuen, Feta zerkrümeln und darüber verteilen. Alles mit Schnittlauchspitzen garnieren und nach Belieben mit Pfeffer bestreuen.

I love Avocado!

Paprika-Rindfleischpfanne

Protein-Kick zum Abend?

Zubereitungszeit:

15 min

Zutaten:

6 Spitzpaprika (gelb und rot)

1 rote Chilischote

1 Zwiebel

1 Knoblauchzehe

200 g Kirschtomaten

800 g mageres Rindfleisch (z. B. Rumpsteak)

3 EL Olivenöl

1 EL Tomatenmark (20 g)

2 EL edelsüßes Paprikapulver

750 ml Fleischbrühe

Salz

Pfeffer

Gemahlener Koriander

Gemahlener Kümmel

½ Bund Petersilie (10 g)

Zubereitung:

1. Paprikaschoten waschen, putzen und in Streifen schneiden. Chilischote waschen, putzen und fein hacken. Zwiebel und Knoblauch schälen. Zwiebel fein

würfeln und Knoblauch fein hacken. Tomaten waschen, putzen und halbieren.

2. Fleisch mit Küchenpapier trocken tupfen und in mundgerechte Streifen schneiden. Dann jeweils etwas Öl in einer Pfanne erhitzen und Fleisch darin portionsweise bei starker Hitze 2–3 Minuten anbraten. Dann aus der Pfanne nehmen.
3. 1 EL Öl in die Pfanne geben und Chili, Zwiebel und Knoblauch darin bei mittlerer Hitze glasig dünsten. Tomatenmark und Paprikapulver zugeben und 1 Minute anbraten. Brühe angießen, Fleisch, Paprika und Tomaten zugeben und mit Salz, Pfeffer, Koriander und Kümmel würzen. Bei kleiner Hitze ca. 30 Minuten gar köcheln lassen. Zwischendurch umrühren und bei Bedarf etwas Brühe nachgießen.
4. Inzwischen Petersilie waschen, trocken schütteln und hacken. Paprika-Rindfleischpfanne mit Salz und Pfeffer abschmecken, mit Petersilie bestreuen und sofort servieren.

Richtig lecker!

Avocado mit Lachs und Eiern

Wenig Kohlenhydrate, dafür gesunde Fette. Schmeckt auch zum Frühstück.

Zubereitungszeit:

15 min Vorbereitungszeit, fertig nach 30 min

Zutaten:

1 Avocado

1 TL Olivenöl

Salz und Pfeffer

75 g Räucherlachs

2 Eier

¼ rote Zwiebel

1 Stiel Petersilie

Zubereitung:

1. Halbiere die Avocado der Länge nach und entferne den Stein. Bestreiche die Schnittflächen mit etwas Öl.
2. Leg die beiden Avocado-Hälften nebeneinander mit den Schnittflächen nach oben in eine gefettete Form. Streu etwas Salz und Pfeffer drüber. Leg nun je eine Scheibe Räucherlachs in die Löcher, in denen der Stein war. Dann gibst Du noch je ein Ei hinein.
3. Back die Avocado im vorgeheizten Backofen bei 200 °C Ober- und Unterhitze (180 °C Umluft) 20 Minuten, bis das Eiweiß stockt.
4. In der Zwischenzeit kannst Du die Zwiebel und die Petersilie in Streifen schneiden.

5. Nimm die gebackene Avocado aus dem Ofen, würz sie nochmal mit etwas Pfeffer und bestreue sie beim Servieren mit den Zwiebel- und Petersilienstreifen.

Guten Appetit!

Feldsalat mit Birne und Brie

Wo sind die Salat Lover`s?

Zubereitungszeit:

20 min

Zutaten:

2 kleine Birnen (300 g)

4 EL Olivenöl

1 TL Honig

Salz

Pfeffer

¼ TL getrockneter Thymian

200 g Feldsalat

100 g blaue Weintrauben

2 EL Walnusskerne (30 g)

120 g Brie (45 % Fett i. Tr.)

2 EL Weißweinessig

1 TL Senf

Zubereitung:

1. Birnen putzen, waschen, vierteln, entkernen und in Spalten schneiden. 1 EL Öl in einer Pfanne erhitzen. Birnenspalten zugeben, mit Honig beträufeln und 5 Minuten unter Wenden bei mittlerer Hitze karamellisieren lassen. Mit Salz, Pfeffer und Thymian würzen. Aus der Pfanne nehmen und beiseitestellen.

2. Inzwischen Feldsalat putzen, waschen und trocken schütteln. Weintrauben waschen, halbieren und entkernen. Nüsse grob hacken. Brie in Scheiben schneiden.
3. Restliches Öl mit Essig und Senf verquirlen und mit Salz und Pfeffer würzen. Feldsalat mit Brie, Birnen und Weintrauben anrichten, mit Dressing beträufeln und Nüsse darüberstreuen.

Ein Gaumenschmaus!

Polenta-Tomaten-Auflauf mit Schafskäse

Mediterran sättigend, damit Du die nächste Fastenperiode locker überstehst.

Zubereitungszeit:

30 min Vorbereitungszeit, fertig nach 50 min

Zutaten:

200 ml Gemüsebrühe

100 ml Milch (3,5 % Fett)

100 g Maisgrieß

2 EL Olivenöl

Salz und Pfeffer

Muskatnuss

3 Tomaten

150 g Feta

3 Zweige Oregano

1 Stiel Basilikum

Zubereitung:

1. Erhitze die Gemüsebrühe, die Milch und etwas Salz in einem Topf, bis es kocht. Füge dann unter stetigem Rühren den Maisgrieß hinzu und lass ihn zugedeckt bei schwacher Hitze 15 Minuten Quellen. Rühr immer mal wieder um, damit nichts anbrennt.
2. Misch 1 EL Öl unter die Polenta und würz mit frisch geriebenem Mus-kat und Pfeffer. Füll die Masse in eine flache, ggf. eingefettete, Auflaufform.

3. Die Tomaten schneidest Du in Scheiben, den Feta in Würfel. Den Oregano hackst Du fein. Leg die Tomaten auf die Polenta, streue den Feta und Oregano oben drüber, würz nochmal mit Salz und Pfeffer und beträufle alles mit dem restlichen Olivenöl.
4. Back den Auflauf im vorgeheizten Backofen bei 200 °C Ober- und Unterhitze (180 °C Umluft) etwa 20 Minuten.
5. Den Auflauf garnierst Du vor dem Servieren mit Basilikum.

Lass es Dir schmecken!

Sommerlicher Zoodle-Salat

Erfrischend und leicht.

Zubereitungszeit:
30 min

Zutaten:
2 mittelgroße Zucchini
100 g getrocknete Tomaten (in Öl)
200 g Kirschtomaten
1 Avocado
2 EL Limettensaft
1 rote Chilischote
Salz
Pfeffer
25 g Pinienkerne

Zubereitung:

1. Zucchini mit einem Spiralschneider zu Spaghetti schneiden.
2. Getrocknete Tomaten abtupfen und in kleine Stücke schneiden. Kirschtomaten waschen und halbieren
3. Zucchini mit kochendem Wasser übergießen, 1 Minute ziehen lassen, abgießen und abkühlen lassen.
4. Avocado schälen, entkernen und die Hälfte des Fruchtfleischs in Würfel schneiden. Mit 1 EL Limettensaft mischen
5. Die restliche Avocado mit dem übrigen Limettensaft in eine Schüssel geben. Mit einer Gabel grob zerdrü-

cken oder mit dem Pürierstab pürieren. Chili waschen, putzen, klein hacken und unterrühren. Mit Salz und Pfeffer abschmecken.

6. Pinienkerne in einer Pfanne ohne Fett goldbraun rösten.
7. Zoodles auf zwei Teller verteilen und Avocadocreme darauf geben. Mit Avocados, Pinienkernen und Tomaten bestreuen.

Träume können doch wahr werden!

Zucchini-Lasagne

4 Portionen

Zutaten:

1 Zwiebel

2 Knoblauchzehen

500 g Hackfleisch

2 Esslöffel Olivenöl

1 Esslöffel getrocknetes Basilikum

1 Esslöffel getrockneter Oregano

4 Esslöffel Tomatenmark

3 Esslöffel Wasser

1 Teelöffel Salz

¼ Teelöffel gemahlener schwarzer Pfeffer

2 Becher Schlagsahne

175 g geriebener Käse

1 Knoblauchzehe, gehackt

Salz und gemahlener schwarzer Pfeffer

Zucchini-Blätter

2 Zucchini

Zubereitung:

1. Erwärme den Ofen auf 200 °C
2. Zwiebel und Knoblauch fein hacken. In Öl zusammen mit dem Hackfleisch anbraten. Kräuter hinzufügen. Wasser und Tomatenmark unterrühren, gut vermengen. 5-10 Minuten köcheln lassen. Nach Belieben mit Salz und Pfeffer abschmecken.

3. In einem Topf Sahne, die Hälfte des geriebenen Käses und Knoblauch hinzufügen. Zum Kochen bringen. Die Hitze reduzieren und 5 Minuten unter ständigem Rühren köcheln lassen. Nach Belieben mit Salz und Pfeffer abschmecken.
4. Die Zucchini in dünne Scheiben schneiden und die Scheiben in eine Auflaufform mit hohen Kanten legen, um den Boden abzudecken. Käsesoße, Hackfleisch und Zucchinischeiben in Schichten hinzufügen. Mit einer Käsesoße abschließen und mit der anderen Hälfte des geriebenen Käses belegen.
5. Im Ofen 20 Minuten backen oder bis der Käse eine schöne goldene Farbe bekommt.

Guten Appetit!

Teriyaki Steak

4 Portionen

Zutaten:

500 g Steak

¼ Tasse Sojasoße

4 Knoblauchzehen, gehackt

2 Esslöffel frischer Ingwer, gerieben

1 Esslöffel gemahlener schwarzer Pfeffer

2 Esslöffel Olivenöl

2 Esslöffel gehackter getrockneter Schnittlauch

2 Knoblauchzehen, gehackt

1 Teelöffel frischer Ingwer, gerieben

½ Teelöffel feines Meersalz

Zubereitung:

1. Zwei Lagen Frischhaltefolie großflächig auflegen und das Steak darauf legen. Decke das Steak mit einer zusätzlichen Frischhaltefolie ab. Schlage das Flankensteak mit einem Hammer, bis es dünn ist.
2. Die Zutaten der Marinade in einer großen, tiefen Schüssel vermischen. Das abgeflachte Steak in die Schüssel geben und zum Überziehen wenden und 2 Stunden oder über Nacht im Kühlschrank marinieren lassen.
3. Etwa 45 Minuten, bevor Du bereit bist, das Steak zu kochen, aus der Marinade nehmen. Mit Salz und Pfeffer würzen und auf Raumtemperatur bringen.
4. Erwärme ein Grillgerät auf mittlere bis hohe Temperaturen. Den Grillrost mit Öl bestreichen. Grille die

Steaks auf die gewünschte Dichte. 3 bis 4 Minuten pro Seite, wobei die Steaks eine Viertelumdrehung nach 1½ Minuten gedreht werden, um auf Wunsch kreuz und quer Grillspuren zu bilden. Die Steaks auf ein Schneidebrett legen und 5 bis 8 Minuten ruhen lassen.

5. In der Zwischenzeit alle Zutaten für die Knoblauch-Kräutersoße in eine Küchenmaschine geben und pürieren, bis sie glatt sind oder in einer Schüssel gut vermischen. Schmecken und passe die Würze an, indem Du auf Wunsch mehr Knoblauch oder Salz hinzufügst.
6. Die Steaks dünn in Scheiben schneiden. Auf einen Teller geben und mit der Soße servieren.

Guten Appetit!

Käsesuppe

6 Portionen

Zutaten:

3 Esslöffel Butter

½ rote Zwiebel, in dünne Scheiben geschnitten

1 grüne Paprika, dünn geschnitten

100 g Pilze, dünn geschnitten

Salz und Pfeffer

500 g dünn geschnittenes Deli-Roastbeef, grob gehackt

4 Tassen Rindfleischbrühe

100 g Frischkäse, weichgemacht

150 g geriebener weißer Cheddarkäse oder anderer milder Käse

Zubereitung:

1. In einem großen Topf bei mittlerer Hitze die Butter schmelzen. Nach dem Warmhalten die Zwiebeln dazugeben und anbraten, bis sie zart, aber nicht gebräunt sind, ca. 5 Minuten. Paprika und Champignons unterrühren und mit Salz und Pfeffer bestreuen. Weitere 3 bis 4 Minuten garen, bis sie weich sind.
2. Das Roastbeef dazugeben und gut vermischen. Die Brühe unterrühren und zum Kochen bringen. 10 Minuten kochen lassen.
3. Den Frischkäse in einen Mixer geben und etwa ¼ der heißen Brühe aus der Pfanne hinzufügen. Alles vermengen, bis es glatt ist und der Frischkäse geschmolzen ist. Die Masse wieder in die Pfanne gießen und

den geriebenen Käse unterrühren, bis er geschmolzen ist.

4. Die Suppe in ofenfeste Schüsseln oder Auflaufförmchen füllen. Auf ein Backblech legen und unter den Grill legen für 2-4 Minuten.

Guten Appetit!

Jalapeño Traum

4 Portionen

Zutaten:

4 Esslöffel leichtes Olivenöl oder geschmolzene Butter

4 Eier

75 g Mandelmehl

2 Teelöffel Sesamsamen

1 Teelöffel Zwiebelpulver

1 Teelöffel getrockneter Rosmarin

½ Teelöffel Salz

½ Esslöffel Butter

500 g Hackfleisch

3 eingelegte Jalapeños, gehackt

50 g Schalotten, fein gehackt

½ Tasse geriebener Käse in Streifen geschnitten

1 Teelöffel Salz

½ Teelöffel gemahlener schwarzer Pfeffer

½ Teelöffel Knoblauchpulver

1 Esslöffel Olivenöl

½ Tasse Crème fraîche oder saure Sahne

Zubereitung:

1. Erwärme den Ofen auf 200 °C
2. Eier und Olivenöl in einer Schüssel mischen. Die restlichen Zutaten für die Brötchen hinzufügen und zu einem glatten Teig verrühren.

3. Den Teig in gut gefettete Muffinform oder Silikon-Backförmchen mit einem Durchmesser von mindestens 6 cm gießen.
4. Backe 15-20 Minuten lang oder bis das Brot durchgebacken ist und goldene Farbe hat. Abkühlen lassen und in zwei Hälften schneiden.

Mini-Patties

1. Erwärme den Ofen auf 200 °C
2. Mische alle Zutaten für Mini-Patties.
3. Zwei kleine flache Pasteten pro Portion formen. Beidseitig mit Öl bestreichen und auf ein Backblech legen.
4. Im Ofen 12-15 Minuten backen oder bis die Patties gar sind. Du kannst sie auch braten oder grillen.
5. Mit Brötchen, einer Portion Sauerrahm und geschnittenen Jalapeños servieren.

Guten Appetit!

Roastbeef mit Krautsalat

4 Portionen

Zutaten:

1¼ Tassen Mayonnaise

1 Esslöffel Dijon-Senf

500 g Grünkohl

750 g Roast Beef

200 g Kirschtomaten

4 Dillgurken

Salz und Pfeffer

Zubereitung:

1. Mayonnaise und Senf in einer großen Schüssel mischen. Mit Salz und Pfeffer abschmecken.
2. Den Kohl fein zerkleinern und in die Schüssel geben. Mit der Mayo-Mischung vermischen und einige Minuten ziehen lassen.
3. Roastbeef, Tomaten und Dillgurken auf einem Teller zusammen mit einer deftigen Kugel Krautsalat anrichten.

Guten Appetit!

Rindfleisch und grüne Bohnen

2 Portionen

Zutaten:

250 g Rinderhackfleisch

100 g grüne Bohnen

80 g Butter

Salz und Pfeffer

1/3 Tasse Mayonnaise oder Crème fraîche

Zubereitung:

1. Spülen und schneide die grünen Bohnen.
2. Erhitze einen großzügigen Klumpen Butter in einer Pfanne, wo Du sowohl das Hackfleisch als auch die grünen Bohnen anrichten können.
3. Das Hackfleisch bei starker Hitze anbraten, bis es fast gar ist. Salz und Pfeffer hinzufügen.
4. Verringere die Hitze etwas. Mehr Butter hinzufügen und die Bohnen 5 Minuten in derselben Pfanne braten. Ab und zu das Hackfleisch umrühren.
5. Bohnen mit Salz und Pfeffer würzen. Mit restlicher Butter servieren und Mayonnaise oder Crème fraîche hinzufügen, wenn Du mehr Fett für die Sättigung benötigen.

Guten Appetit!

Hackfleischplatte

2 Portionen

Zutaten:

750g Hackfleisch

50g Butter zum Braten

100g geriebener Cheddar-Käse, gerieben

100g Kopfsalat

½ Gurke

½ grüne Paprika

2 Esslöffel Olivenöl

Salz und Pfeffer

Zubereitung:

1. Das Hackfleisch in Butter anbraten, bis es vollständig gar ist und der meiste Saft verdunstet ist.
2. Senke die Hitze gegen Ende. Nach Belieben mit Salz und Pfeffer würzen.
3. Zusammen mit rohem Gemüse und geriebenem Käse servieren. Olivenöl vor dem Servieren über den Salat träufeln.

Guten Appetit!

Asia-Rindfleischsalat

2 Portionen

Zutaten:

Sesam-Mayonnaise

1 Tasse Mayonnaise

1 Esslöffel Sesamöl

½ Esslöffel Limettensaft

Salz und Pfeffer

1 Esslöffel Olivenöl

1 Esslöffel Fischsoße

1 Esslöffel geriebener frischer Ingwer

1 Teelöffel Chiliflocken

Ribeye Steak

75 g Kirschtomaten

50 g Gurke

75 g Kopfsalat

½ rote Zwiebel

frischer Koriander

1 Teelöffel Sesamsamen

2 Frühlingszwiebeln

Zubereitung:

1. Bereite die Sesammajovor, indem Du Mayo mit dem Sesamöl und dem Limettensaft mischst. Mit Salz und Pfeffer würzen. Beiseite legen.
2. Alle Zutaten für die Rindfleischmarinade mischen und in einen Plastikbeutel füllen. Das Rindfleisch

hinzufügen und 15 Minuten oder länger bei Raumtemperatur marinieren.

3. Das gesamte Gemüse für den Salat, mit Ausnahme der Zwiebeln, in mundgerechte Stücke schneiden. Aufteilen auf zwei Platten.
4. Eine mittlere Pfanne bei mittlerer Hitze erwärmen. Sesamsamen in die trockene Pfanne geben und einige Minuten lang toasten, bis sie leicht gebräunt und duftend sind. Beiseite legen.
5. Das Fleisch beidseitig mit Papiertüchern trocken tupfen. Bei starker Hitze ein bis zwei Minuten auf jeder Seite anbraten und dann die Hitze auf ein Minimum reduzieren, kochen, bis das Rindfleisch mittel ist, und dann auf ein Schneidebrett übertragen.
6. Die Frühlingszwiebeln eine Minute lang in der gleichen Pfanne braten.
7. Das Fleisch in dünne Scheiben schneiden. Rindfleisch und Zwiebeln auf das Gemüse legen.
8. Mit gerösteten Sesamsamen bestreuen und mit einer Portion Sesammayonnaise servieren.

Guten Appetit!

Hot Dogs

4 Portionen

Zutaten:

½ Tasse Mandelmehl

4 Esslöffel Kokosnussmehl

½ Teelöffel Salz

1 Teelöffel Backpulver

50 g Butter

75 g geriebener Käse, gerieben

1 Ei

Würstchen

1 Ei

Zubereitung:

1. Erwärme den Ofen auf 175 °C
2. Mandelmehl, Kokosmehl und Backpulver in einer großen Schüssel mischen.
3. Butter und Käse in einer Pfanne bei schwacher Hitze schmelzen lassen. Mit einem Holzlöffel gründlich umrühren, für einen glatten und flexiblen Teig. Nach einigen Minuten vom Herd nehmen.
4. Das Ei in die Mehlmischung einrühren und dann die Käsemischung zugeben und alles zusammenfügen, bis es zu einem festen Teig wird.
5. Zu einem Rechteck zusammenfalten
6. Schneide den Teig in 8 lange Streifen
7. Die Teigstreifen um den Hot Dog wickeln und mit einem verquirlten Ei bestreichen.

8. Auf ein mit Pergamentpapier ausgelegtes Backblech legen und 15-20 Minuten backen, bis der Teig goldbraun ist. Der Hot Dog wird bis dahin auch fertig sein.

Fleischbällchen mit Mozzarella-Füllung

4 Portionen

Zutaten:

500g Hackfleisch

1 Esslöffel getrocknetes Basilikum

½ Teelöffel Salz

2 Messerspitzen Pfeffer

2 Esslöffel kaltes Wasser

100g Mozzarella-Käse

Butter, zum Braten

Zubereitung:

1. In einer großen Schüssel Rindfleisch, Basilikum, Salz, Pfeffer und etwas kaltes Wasser mischen. Mit den Händen oder einer großen Holzgabel gut vermischen.
2. Bilde 10 flache Flecken, etwa 8-10 cm im Durchmesser und 1 cm dick.
3. Mozzarella in 10 Stücke schneiden und ein Stück auf jeden Teig legen. Den Teig um den Käse wickeln und zu einer Kugel formen.
4. In Butter bei mittlerer Hitze braten, bis die Säfte klar sind.

Guten Appetit!

Auberginen-Pizza

4 Portionen

Zutaten:

2 Auberginen

1/3 Tasse Olivenöl, zum Pinseln und Frittieren

2 Knoblauchzehen

1 Zwiebel

400 g Hackfleisch

¾ Tasse Tomatensoße

1 Teelöffel Salz

½ Teelöffel Pfeffer

½ TL gemahlener Zimt (optional)

200 g Käse, gerieben

¼ Tasse gehackter frischer Oregano

Zubereitung:

1. Erwärme den Ofen auf 200 °C
2. Die Auberginen der Länge nach schneiden, etwa 1 cm dick. Beidseitig mit Olivenöl bestreichen und auf ein mit Pergamentpapier ausgelegtes Backblech legen. Ca. 20 Minuten backen oder leicht gebräunt.
3. Knoblauch und Zwiebel in restlichem Olivenöl glasig dünsten, ca. 3-4 Minuten.
4. Rindfleisch hinzufügen und anbraten, bis es gar ist. Tomatensoße hinzufügen und mit Salz und Pfeffer würzen. 10 Minuten köcheln lassen, oder bis sie erwärmt sind.
5. Die Auberginenscheiben aus dem Ofen nehmen und die Fleischmischung darauf verteilen. Mit Käse und

Oregano bestreuen. Im Backofen ca. 10 Minuten, oder bis der Käse geschmolzen ist, backen.

6. Dazu einen grünen Salat mit Olivenöl servieren.

Guten Appetit!

Nachspeisen

Frischkäse mit Kräutern

4 Portionen

Zutaten:

200g Frischkäse

2 Teelöffel Olivenöl

½ Tasse frische Petersilie oder frisches Basilikum, gehackt

1 Knoblauchzehe, gehackt

1 Teelöffel Zitronenschale

Salz und Pfeffer, nach Belieben

4 Selleriestangen oder anderes frisches Gemüse nach Deinem Geschmack

Zubereitung:

1. Alle Zutaten in den Frischkäse einrühren. Im Kühlschrank mindestens 10 Minuten ruhen lassen, damit sich alle Aromen entwickeln. Bei Bedarf Salz hinzufügen.
2. Selleriestangen ausspülen, schneiden und zusammen mit dem Weichkäse servieren.

Guten Appetit!

Donuts

8 Portionen

Zutaten:

Donuts

½ Tasse Kokosmehl

¼ Teelöffel Meersalz

¼ Teelöffel Backpulver

6 Eier

½ Tasse Erythrit

½ Tasse Butter oder Kokosöl

1 Teelöffel Vanilleextrakt

¼ Teelöffel Mandel-Extrakt

Glasur

¼ Tasse geschmolzene Butter oder Kokosöl

¼ Tasse Frischkäse, weichgemacht

¼ Tasse pulverisiertes Erythrit in Pulverform

Vanilleextrakt

Schokolade

3 Esslöffel geschmolzene Butter

2 Esslöffel pulverförmiges Erythrit

1 Esslöffel Kakaopulver, ungesüßt

Zubereitung:

1. Den Ofen auf 175 °C vorheizen.
2. In einer großen Schüssel die Zutaten des trockenen Donuts miteinander vermengen. Die nassen Zutaten: in die trockenen Zutaten einrühren. Donuts formen. Ca. 20 Minuten backen.
3. In der Zwischenzeit die Glasur herstellen, indem Du alle Zutaten in eine mittelgroße flache Schüssel gibst und gut umrührst.
4. Die abgekühlten Donuts in den Zuckerguss tauchen und zum Abkühlen auf ein Stück Pergament legen.
5. Zutaten für die Schokolade verrühren und anschließend auf die fertigen Donuts geben.

Guten Appetit!

Pfannkuchen

4 Portionen

Zutaten:

8 Eier

2 Tassen Schlagsahne

½ Tasse Wasser

¼ Teelöffel Salz

75g Butter

Zubereitung:

In einer Schüssel Eier, Sahne, Wasser und Salz mit einem Handrührgerät vermengen.

Mindestens 10 Minuten ruhen lassen.

In Butter braten, genau wie normale Pfannkuchen. Achte darauf, dass Deine Pfanne weder zu groß noch zu heiß ist, halte sie auf mittlerer bis hoher Temperatur.

Guten Appetit!

Kekshappen

8 Portionen

Zutaten:

1/3 Tasse Kokosnusscreme

1 Teelöffel Vanilleextrakt

¼ Teelöffel Salz

2 Esslöffel Mandelbutter

10 Tropfen flüssiger Süßstoff

2 Esslöffel Kakao

Zubereitung:

1. Alles in eine kleine Schüssel geben und gut verrühren.
2. Die Mischung 15 Minuten lang abkühlen lassen, dann mit einem Löffel 8 mundgerechte Kugeln formen und schnell in den Kühlschrank stellen für ca. 30 Minuten.

Guten Appetit!

Preiselbeercreme mit Nüssen

12 Portionen

Zutaten:

400 g gefrorene Preiselbeeren

1/3 Tasse Wasser

½ Tasse pulverisiertes Erythrit in Pulverform

1 Teelöffel unaromatisierte Pulvergelatine

1 Teelöffel Orangenextrakt

1 Teelöffel Vanilleextrakt

200 g Frischkäse

1 Tasse saure Sahne

¼ Tasse Mayonnaise

1 Orange, die Schale der Schale

½ Tasse gehackte Pekannüsse

Zubereitung:

1. Preiselbeeren und Wasser in einem Topf bei schwacher Hitze mischen. Kochen lassen, bis die Preiselbeeren platzen und zart werden.
2. Von der Hitze nehmen und die Gelatine unter Rühren einstreuen, damit sie nicht verklumpt.
3. Süßstoff, Orangenöl und Vanilleextrakt unterrühren, bis sich der Süßstoff aufgelöst hat. Zur Kühlung beiseite stellen oder kühlen.
4. Den Frischkäse mit einem Hand- oder Standmixer aufschlagen. Sauerrahm und Mayonnaise zugeben und gut vermischen.

5. Mit einem Gummispatel die abgekühlte Preiselbeersoße, Orangenschale und gehackte Pekannüsse unterrühren.

Schoko Käsekuchen Creme

4 Portionen

Zutaten:

200 g Frischkäse

¼ Tasse pulverisiertes Erythrit

3 Esslöffel Kakaopulver

¼ Tasse warmes Wasser

Pfefferminzextrakt

1/3 Schlagsahne

Vanilleextrakt

Zubereitung:

1. Den Frischkäse, zwei Esslöffel des Süßstoffs und das Kakaopulver in einen Mixer geben. Das warme Wasser und den Pfefferminzextrakt darüber gießen und zu einer glatten und cremigen Masse verrühren.
2. In einer großen Schüssel die Schlagsahne mit dem restlichen Süßstoff und dem Vanilleextrakt schlagen.
3. Die Schokoladenmasse unter die restliche Schlagsahne heben.
4. Das Mousse in Desserttassen geben und mindestens 30 Minuten im Kühlschrank aufbewahren. Vor dem Servieren mit einem Löffel der extra geschlagenen Sahne bestreuen.

Guten Appetit!

Schokoladenmuffins

4 Portionen

Zutaten:

4 Esslöffel Mandelmehl oder Haselnussmehl

2 Esslöffel Kakaopulver

4 Esslöffel granuliertes Erythrit

1 Teelöffel Backpulver

Vanilleextrakt

2 Prisen Salz

2 Eier, geschlagen

3 Esslöffel geschmolzenes Kokosöl oder Butter

1 Teelöffel Kokosöl oder Butter zum Einfetten der Tassen

grob gehackte zuckerfreie Zartbitterschokolade

Zubereitung:

1. Trockene Zutaten in einer kleinen Schüssel vermengen. Eier, geschmolzenes Kokosöl oder Butter und Schokolade hinzufügen. Mischen, bis alles glatt ist.
2. Den Teig gleichmäßig in vier gut gefettete Kaffeetassen oder mikrowellengeeignete Auflaufförmchen teilen.
3. In die Mikrowelle für 1-1 ½ Minuten (700 Watt). Herausnehmen und eine Minute abkühlen lassen.

Guten Appetit!

Waffeln mit Heidelbeerbutter

4 Portionen

Zutaten:

125 g geschmolzene Butter

8 Eier

1 Teelöffel Vanilleextrakt

2 Teelöffel Backpulver

1/3 Tasse Kokosmehl

Heidelbeer-Butter

75 g Butter

frische Heidelbeeren

Zubereitung:

1. Die geschmolzene Butter und die Eier mischen. Die restlichen Zutaten zugeben und mit einem elektrischen Handrührgerät zu einem glatten Teig verrühren.
2. Lasse das Waffeleisen 5 Minuten ruhen, während Du es auf mittleres Niveau erhitzt.
3. Nach gründlicher Erwärmung den Teig in das Eisen geben und goldgelb backen. Die Backzeit hängt von der Größe Deines Waffeleisens ab
4. Butter und Heidelbeeren mit einem elektrischen Handrührgerät mischen und mit Waffeln servieren.

Guten Appetit!

Zitronen Käsekuchen

4 Portionen

Zutaten:

200 g Frischkäse

½ Tasse Crème fraîche oder saure Sahne

2 Eier

2 Esslöffel Erythrit

Vanilleextrakt

½ Zitrone, geriebene Schale und Saft

½ Limette, geriebene Schale und Saft

2 Teelöffel Mohn

1⁄3 Becher Crème fraîche oder saure Sahne

Vanilleextrakt

Erythrit, vorzugsweise pulverisiert

1⁄3 Tasse frische Himbeeren

½ Esslöffel Mohn

Zubereitung:

1. Den Ofen auf 150 °C vorheizen.
2. Alle Zutaten (außer Toppings) in eine Schüssel geben und mit einem Handrührgerät zu einem glatten und flauschigen Ganzen verrühren.
3. Die Mischung in Gläser oder andere kleine, hitzebeständige Portionsformen gießen.
4. Im Ofen 25 Minuten backen. Schüttle vorsichtig, um zu sehen, ob sie sich stabilisiert haben.
5. Lege sie für einige Stunden in den Kühlschrank, bis sie völlig kalt sind.

6. Die Crème fraîche mit Vanille und Süßstoff mischen. Füge einen Löffel der Mischung auf jeden Mini-Käsekuchen auf. Mit Himbeeren, Mohn und einem Zweig frischer Minze garnieren.

Guten Appetit!

Bratäpfel

4 Portionen

Zutaten:

50 g Butter

Pekannüsse oder Walnüsse

4 Esslöffel Kokosnussmehl

½ TL gemahlener Zimt

Vanilleextrakt

1 Apfel

¾ Tasse Schlagsahne

Zubereitung:

1. Erwärme den Ofen auf 175 °C. Butter, gehackte Nüsse, Kokosmehl, Zimt und Vanille zu einem krümeligen Teig verrühren.
2. Spüle den Apfel, aber schäle ihn nicht und entferne die Kerne nicht. Beide Enden abschneiden und den Mittelteil in vier Scheiben schneiden.
3. Die Scheiben in eine gefettete Auflaufform legen und mit Teigkrumen belegen. 15 Minuten oder länger backen oder bis die Krumen goldbraun werden.
4. In eine mittelgroße Schüssel Schlagsahne und Vanille geben und schlagen.
5. Die Äpfel einige Minuten abkühlen lassen und mit einer Portion Schlagsahne servieren.

Guten Appetit!

Snacks

Zucchini Chips

4 Portionen

Zutaten:

1 große Zucchini

Salz

1½ Tassen Kokosöl

1 Esslöffel Tex Gewürze

Zubereitung:

1. Die Zucchini in dünne, runde Scheiben schneiden.
2. Die Scheiben in ein Sieb in der Spüle legen und mit viel Salz bestreuen. 5 Minuten ruhen lassen
3. Erhitze das Öl in einer Fritteuse oder Pfanne auf 180 °C
4. Die geschnittenen Zucchini in das heiße Öl geben und in Portionen von etwa 20 Chips auf einmal verarbeiten.
5. Sobald die Zucchini goldbraun wird, aus der Fritteuse nehmen und auf ein Papiertuch legen.
6. Mit Tex-Gewürzen bestreuen und genießen!

Guten Appetit!

Grünkohl Chips

4 Portionen

Zutaten:

175 g Grünkohl

1 Esslöffel Olivenöl

½ TL Zitronensaft

Salz

Zubereitung:

1. Den Ofen auf 150 °C vorheizen.
2. Den Grünkohl ausspülen und trocknen. Entferne den dicken Stiel und reiße große Blätter in kleinere Stücke.
3. Den Grünkohl in Olivenöl und Zitronensaft oder Weißweinessig geben und mit Salz bestreuen.
4. Den Grünkohl auf ein mit Pergamentpapier ausgelegtes Backblech legen und 10-15 Minuten im Ofen backen, bis die Chips knusprig, aber nicht verbrannt sind.

Guten Appetit!

Salami-Käsechips

4 Portionen

Zutaten:

100g Salami, ca. 5 Scheiben pro Portion

100g Parmesankäse, gerieben

1 Teelöffel Paprikapulver

Zubereitung:

1. Erwärme den Ofen auf 225 °C
2. Die Salamischeiben auf ein mit Pergamentpapier ausgelegtes Backblech legen. Lasse etwas Platz zwischen den Scheiben.
3. Lege einen Hügel mit geriebenem Käse auf jede Scheibe, etwa 1-2 Esslöffel. Paprikapulver oder trockene Kräuter darüber streuen, um zusätzliche Aromen zu erhalten.
4. In den Ofen stellen und backen, bis der Käse goldbraun wird.
5. Aus dem Ofen nehmen und abkühlen lassen.

Guten Appetit!

Pikante Nüsse

6 Portionen

Zutaten:

200g Pekannüsse, Mandeln oder Walnüsse

1 Teelöffel Salz

1 Esslöffel Olivenöl oder Kokosöl

1 Teelöffel gemahlener Kreuzkümmel

1 Teelöffel Paprikapulver oder Chilipulver

Zubereitung:

1. Alle Zutaten in einer mittelgroßen Pfanne mischen und bei mittlerer Hitze garen
2. Abkühlen lassen und als Snack servieren.

Guten Appetit!

Knoblauchbrot

10 Portionen

Zutaten:

Für das Brot

2/3 Tasse Mandelmehl

1 Teelöffel Backpulver

½ Teelöffel Meersalz

1 TL Apfelessig oder Weißweinessig

½ Tasse kochendes Wasser

1 ½ Eiweiß

Für die Knoblauchbutter

50g Butter

½ Knoblauchzehe, gehackt

1 Esslöffel frische Petersilie, fein gehackt

¼ Teelöffel Salz

Zubereitung:

1. Erwärme den Ofen auf 175 °C. Die Zutaten für das Brot in einer Schüssel mischen.
2. Das Wasser zum Kochen bringen zusammen mit Essig und Backpulver in eine Schüssel geben, während man mit einem Handrührgerät ca. 30 Sekunden lang umrührt.
3. Mit feuchten Händen in 10 Stücke formen. Achte darauf, dass Du auf dem Backblech genügend Platz zwischen ihnen lässt.

4. Backe sie auf der unteren Schiene im Ofen 40-50 Minuten lang
5. Knoblauchbutter herstellen, während das Brot gebacken wird. Alle Zutaten vermengen und in den Kühlschrank stellen.
6. Die Brötchen aus dem Ofen nehmen, wenn sie fertig sind, und abkühlen lassen. Die Knoblauchbutter aus dem Kühlschrank nehmen. Wenn die Brötchen abgekühlt sind, halbiere sie mit einem gezahnten Messer und verteile die Knoblauchbutter auf jede Hälfte.
7. Drehen Deinen Ofen auf 225 °C und backe das Knoblauchbrot 10-15 Minuten lang, bis es goldbraun ist.

Guten Appetit!

Zwiebelringe

4 Portionen

Zutaten:

1 Zwiebel

1 Ei

1 Tasse Mandelmehl

Parmesankäse, gerieben

1 Teelöffel Knoblauchpulver

½ Esslöffel Chilipulver oder Paprikapulver

1 Prise Salz

1 Esslöffel Olivenöl

Zubereitung:

1. Erwärme den Ofen auf 200 °C
2. Die Zwiebel schälen und in dicke Ringe schneiden.
3. Die trockenen Zutaten in einer Schüssel mischen. Das Ei in einer anderen Schüssel verquirlen.
4. Die Zwiebelringe in den Eierteig und dann nacheinander in die Mehlmischung tauchen.
5. Lege die Ringe auf ein mit Pergamentpapier ausgelegtes Backblech.
6. Die Ringe mit Öl beträufeln oder besprühen und im Ofen 15-20 Minuten backen.

Guten Appetit!

Würzige Nuss- und Samenmischung

10 Portionen

Zutaten:

2 Esslöffel Kokosöl oder Olivenöl

150 g Mandeln

110 g (200 ml) Kürbiskerne

110 g (175 ml) Sonnenblumenkerne

1 Esslöffel gemahlener Kreuzkümmel oder gemahlener Fenchelsamen

1 Esslöffel Chilipaste

½ Teelöffel Salz

Zubereitung:

Das Öl in einer großen Pfanne erhitzen und zuerst das Chili hinzufügen.

Mandeln und Kerne hinzufügen. Gründlich umrühren.

Salzen und noch ein paar Minuten sautieren, aber Vorsicht, denn Mandeln und Samen sind sehr hitzeempfindlich. Das Öl sollte heiß genug sein, damit sich die Gewürzaromen entwickeln können, aber die Mandeln und Kerne sollten nicht verbrannt werden.

Abkühlen lassen und in einem Glasgefäß aufbewahren.

Guten Appetit!

Käse Puffer

4 Portionen

Zutaten:

200 g Brie-Käse

Zubereitung:

1. Den Rand vom Brie abschneiden und in Würfel schneiden, ca. 1 cm.
2. Einige Stücke des Brie-Käses auf ein Pergamentpapier auf einen Teller legen und im Mikrowellenherd mit voller Leistung 1-2 Minuten backen, dabei sorgfältig beobachten, damit sie nicht brennen.
3. Vor dem Servieren abkühlen lassen. Mit Gewürzen Deiner Wahl würzen.

Guten Appetit!

Caprese Traum

4 Portionen

Zutaten:

225 g Kirschtomaten

225 g Mozzarella, Mini-Käsekugeln

2 Esslöffel grünes Pesto

Salz und Pfeffer

Zubereitung:

1. Tomaten und Mozzarella-Kugeln halbieren. Pesto zugeben und umrühren.
2. Nach Belieben mit Salz und Pfeffer abschmecken.

Guten Appetit!

Erdbeersmoothie

2 Portionen

Zutaten:

400 g ungesüßte Kokosmilch

150 g frische Erdbeeren, in Scheiben geschnitten

1 Esslöffel Limettensaft

Vanilleextrakt

Zubereitung:

Alle Zutaten in einen Mixer geben und glatt rühren.

Guten Appetit!

Nachwort

Sicher brennst Du schon darauf, endlich mit dem Fasten loszulegen. Ich will Dich auch gar nicht weiter ausbremsen. Eines möchte ich Dir zuvor noch mit auf den Weg geben:

Nichts ist in Stein gemeißelt. Nur weil Du Dich heute dafür entscheidest, 16:8 Stunden zu fasten, heißt das nicht, dass Du nicht morgen 18 oder 14 Stunden fasten dürftest. Es bedeutet auch nicht, dass Du um 11.30 Uhr partout noch nichts essen darfst, wenn Deine Magen knurrt, Deine Essenszeit aber eigentlich erst um 12 Uhr beginnt, oder Du umgekehrt um 12 Uhr essen musst.

Es bedeutet auch nicht, dass Du am Wochenende nie wieder ein gemütliches Frühstück mit Deiner Familie genießen kannst. Du hast so viele Möglichkeiten: Du kannst Dich für das 5:2- anstatt des 16:8-Fastens entscheiden. Ihr könnt das Familienfrühstück ein oder zwei Stunden nach hinten verschieben und Du kannst Deine Fastenzeit am Wochenende auf 14 Stunden kürzen. Du kannst die acht Stunden, in denen Du isst, (am Wochenende) etwas vorziehen. Du kannst ausschließlich wochentags fasten. Und, und, und.

Du hast kein Problem damit, das Frühstück ausfallen zu lassen, aber brauchst morgens Deine Tasse Kaffee? Doch bei schwarzem Kaffee dreht sich Dir der Magen um? Dann trink ihn mit Milch. Klar, streng genommen sind das Kalorien und Kohlenhydrate, die eine Insulinausschüttung bewirken und deshalb während der Fastenzeit nicht erlaubt sind. But who cares?

Es geht nicht darum, dass Du alles perfekt machst. Viel wichtiger ist doch, in welche Richtung Du Dich bewegst und dass Du Dich bewegst. Was nützt es Dir, wenn Du den Weg des Fastens akkurat nach Anleitung gehst, es für Dich auf diese Weise aber dauerhaft nicht funktioniert?

Deine Fastenmethode muss zu Dir passen. Es gibt keine festen Regeln. So individuell wie Du bist, so individuell ist auch Dein Weg des Fastens. Finde den Pfad, der zu Dir und deinem Leben passt.

Und dann heißt es:

Happy fasting!

Literaturverzeichnis

Autophagie - Entschlackung der Zellen [Online] / Verf. Exl Sandra M. // Heilfasten-Portal. - 3Juli 201- 2September 201- https://heilfasten-portal.com/fachartikel-fasten/autophagie-entschlackung-zellen.html.

Autophagie: "Selbstverstümmelung" als Überlebensstrategie [Online] / Verf. Dr. med. Martina Lenzen-Schulte Dr. med. Vera Zylka-Menhorn // Ärzteblatt. - 201- 2September 201- https://www.aerzteblatt.de/archiv/182779/Autophagie-Selbstverstuemmelung-als-Ueberlebensstrategie.

Ernährung und Fasten als Therapie [Buch] / Hrsg. Rainer Stange Claus Leitzmann. - Berlin : Springer-Verlag GmbH, 2010, 201- Bd. Auflage. - 978-3-662-54474-7, 978-3-662-54475-4 (E-Book).

Essen, Serotonin und Psyche: Die unbewusste nutritive Manipulation von Stimmungen und Gefühlen [Online] / Verf. Huether Gerald, Schmidt Sabine und Rüther Eckart // Ärzteblatt. - 199- 2September 201- https://www.aerzteblatt.de/archiv/9630/Essen-Serotonin-und-Psyche-Die-unbewusste-nutritive-Manipulation-von-Stimmungen-und-Gefuehlen.

Fasten für ein langes Leben [Online] / Verf. Wilhelm Klaus // wissenschaft.de. - 1April 201- 2September 201- https://www.wissenschaft.de/gesundheit-medizin/fasten-fuer-ein-langes-leben/.

Gesundheit zwischen Fasten und Fülle [Buch] = Warum Nahrungsverzicht Gehirn, Geist und Körper jung hält / Verf. Gebhardt Ulrike. - Hildesheim : Springer-Verlag GmbH, 201- 978-3-662-57989-3, 978-3-662-57990-9 (E-Book).

Heilfasten, Basenfasten, Intervallfasten – ein Überblick [Online] / Verf. Backes Dr. rer. nat. Gunda // Deutsche Gesellschaft für Ernährung e. V. (DGE). - Februar 201- 2September 201- https://www.dge.de/fileadmin/public/doc/fm/dgeinfo/DGEinfo-02-2018-S18-S25.pdf.

Intermittierendes Fasten [Online] // Intervallfasten. - 0Oktober 201- https://intervallfasten.guru/intermittierendes-fasten/.

Intervallfasten im Job [Online] / Verf. Sima Julia // Karrierebibel. - 2März 201- 0Oktober 201- https://karrierebibel.de/intervallfasten-im-job/.

Kein Erfolg mit Intervallfasten - Die 6 häufigsten Fehler [Online] / Verf. Sparding Sven // i am fasting. - 0Oktober 201- https://www.iamfasting.de/blog/2017/05/15/kein-erfolg-mit-intervallfasten/.

Leitlinien zur Fastentherapie [Online] // Ärztegesellschaft für Heilfasten und Ernährung e.V.. - 201- 2September 201- https://aerztegesellschaft-heilfasten.de/informations-dienst/leitlinien-zur-fastentherapie/.

Neurobiologische Effekte und psychische Auswirkungen des Fastens [Online] / Verf. Prof. Dr. rer. nat. Dr. habil. med. Gerald Huether // UGB - Vereine für unabhängige Gesundheitsberatung. - 06.-08.. Mai 199- https://www.ugb.de/richtig-fasten/neurobiologische-effekte-psychische-auswirkungen-fastens/.

Vollwert-Rezepte [Online] // EatSmarter. - 0Oktober 201- https://eatsmarter.de/rezepte/ernaehrung/vollwert.

Eine Bitte an den Leser

Rezensionen sind für uns Autoren ein sehr wichtiger Bestandteil unserer Arbeit. Kaufentscheidungen von Kunden hängen meistens von Rezensionen ab.

Daher würde ich mich sehr freuen, wenn Du eine kurze Rezension auf Amazon zu diesem Buch verfassen würdest.

Feedback hilft mir, mich stetig zu verbessern und weiterzuentwickeln.

Vielen Dank für deinen Support

Dennis Krause

Haftungsausschluss

Die Umsetzung aller enthaltenen Informationen, Anleitungen und Strategien dieses E-Books erfolgt auf eigenes Risiko. Für etwaige Schäden jeglicher Art kann der Autor aus keinem Rechtsgrund eine Haftung übernehmen. Für Schäden materieller oder ideeller Art, die durch die Nutzung oder Nichtnutzung der Informationen bzw. durch die Nutzung fehlerhafter und/oder unvollständiger Informationen verursacht wurden, sind Haftungsansprüche gegen den Autor grundsätzlich ausgeschlossen. Ausgeschlossen sind daher auch jegliche Rechts- und Schadensersatzansprüche. Dieses Werk wurde mit größter Sorgfalt nach bestem Wissen und Gewissen erarbeitet und niedergeschrieben. Für die Aktualität, Vollständigkeit und Qualität der Informationen übernimmt der Autor jedoch keinerlei Gewähr. Auch können Druckfehler und Falschinformationen nicht vollständig ausgeschlossen werden. Für fehlerhafte Angaben vom Autor kann keine juristische Verantwortung sowie Haftung in irgendeiner Form übernommen werden.

Urheberrecht

Impressum

Auflage

Kontakt

D.K.Publishing

Dennis Krause

Am Graben 6

41515 Grevenbroich

Printed in Germany
by Amazon Distribution
GmbH, Leipzig

19105923R00100